第2版

陈日新 陈明人 康明非 著

热敏灸实用读本

人民卫生出版社

图书在版编目（CIP）数据

热敏灸实用读本 / 陈日新，陈明人，康明非著 . —

2 版 . —北京：人民卫生出版社，2019

ISBN 978-7-117-28968-9

Ⅰ．①热…　Ⅱ．①陈…②陈…③康…　Ⅲ．①艾灸

Ⅳ．①R245.81

中国版本图书馆 CIP 数据核字（2019）第 205816 号

| 人卫智网 | www.ipmph.com | 医学教育、学术、考试、健康、购书智慧智能综合服务平台 |
| 人卫官网 | www.pmph.com | 人卫官方资讯发布平台 |

热敏灸实用读本
第 2 版

著　　者：陈日新　陈明人　康明非

出版发行：人民卫生出版社（中继线 010-59780011）

地　　址：北京市朝阳区潘家园南里 19 号

邮　　编：100021

E - mail：pmph @ pmph.com

购书热线：010-59787592　010-59787584　010-65264830

印　　刷：三河市博文印刷有限公司

经　　销：新华书店

开　　本：710×1000　1/16　印张：13　插页：4

字　　数：186 千字

版　　次：2009 年 4 月第 1 版　　2019 年 10 月第 2 版
　　　　　2024 年 2 月第 2 版第 6 次印刷（总第 22 次印刷）

标准书号：ISBN 978-7-117-28968-9

定　　价：35.00 元

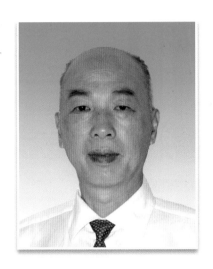

　　陈日新，江西中医药大学首席教授，主任中医师，博士研究生导师，全国中医药高校教学名师，全国优秀教师，全国卫生系统先进工作者，全国优秀科技工作者，江西省突出贡献人才，现为江西中医药大学针灸推拿学院院长，附属医院副院长，江西热敏灸医院院长，国家中医药管理局热敏灸重点研究室主任，中国针灸学会常务理事，中国针灸学会灸疗分会副主任委员，江西省针灸学会会长，世界中医药学会联合会热敏灸专业委员会会长。

　　长期从事腧穴敏化与灸疗规律的研究，发表SCI论文25篇。出版热敏灸专著8部，其中英文版热敏灸专著1部，日文版热敏灸专著3部。发现了灸疗过程中的灸疗热敏现象及其规律，突破了长期以来对腧穴的传统认识，揭示了腧穴敏化态新内涵，创立了灸疗新理论，建立了热敏灸新技术，显著提高了临床灸疗疗效。2015年获国家科技进步二等奖。

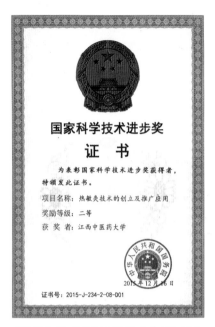

"热敏灸技术的创立及推广应用"成果
获 2015 年国家科学技术进步二等奖

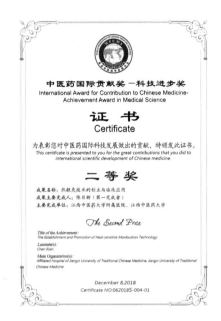

"热敏灸技术的创立与临床应用"2018 年
获世中联中医药国际贡献奖

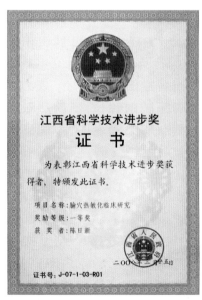

"腧穴热敏化临床研究"成果获 2008 年
江西省科学技术进步一等奖

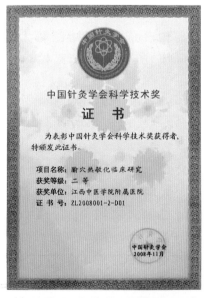

"腧穴热敏化临床研究"成果获 2008 年
中国针灸学会科学技术二等奖

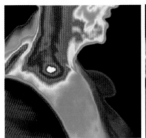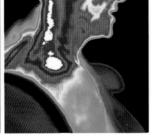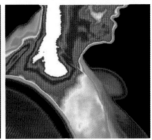

红外线成像显示传热

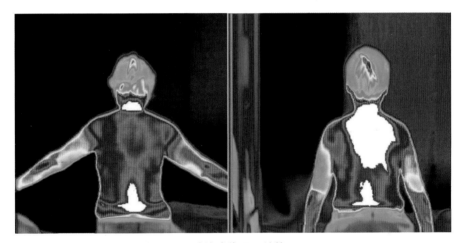

红外线成像显示扩热

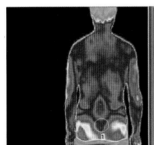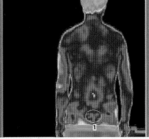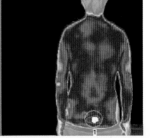

红外线成像显示透热

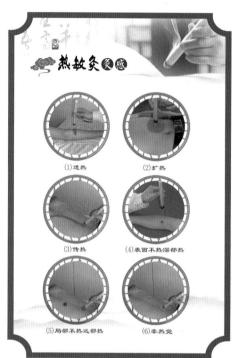

(1)透热 (2)扩热

(3)传热 (4)表面不热深部热

(5)局部不热远部热 (6)非热觉

热敏灸灸感

热敏灸操作

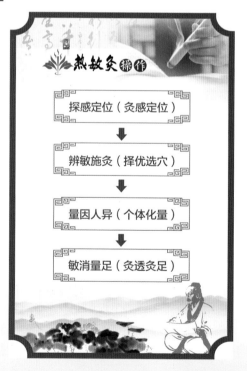

探感定位（灸感定位）

↓

辨敏施灸（择优选穴）

↓

量因人异（个体化量）

↓

敏消量足（灸透灸足）

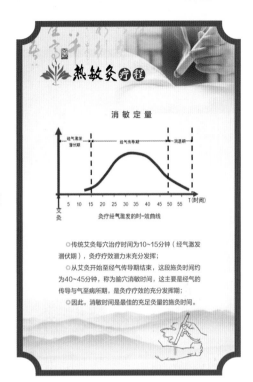

灸感时-效曲线图

世界中医药学会联合会文件

世界中联发（2018）21号

世界中医药学会联合会国际组织标准
发布公告
2018年 第003号
World Federation of Chinese Medicine Societies
Announcement for International Standards
No. 003 2018

世界中医药学会联合会批准《热敏灸技术操作规范》（SCM 0023-2018）发布，现予公告。

The SCM standard (SCM 0023-2018) of Standardized Manipulations of Heat-sensitive Moxibustion Therapy was approved by World Federation of Chinese Medicine Societies, and now it is officially issued.

世界中医药学会联合会发布国际组织标准《热敏灸技术操作规范》

世界中医药学会联合会秘书处　　　2018年7月10日印发

7

陈日新

艾灸之要，气至有效，奇特灸感，穴位深妙；

灸在皮部，热在深部，灸在局部，热在远部；

有感就灸，感消停灸，执简驭繁，易学实用；

穴位诚贵，经气价高，重视灸感，经穴全貌。

　　热敏灸是采用艾热悬灸热敏态穴位，激发透热、扩热、传热、局部不（微）热远部热、表面不（微）热深部热、非热觉等热敏灸感和经气传导，并施以个体化的饱和消敏灸量，从而提高艾灸疗效的一种新灸法。

　　热敏灸历经了 32 年的临床研究，从现象到规律、到疗效、直至新概念、新理念的形成，又返回临床指导灸疗，提高疗效。首次发现了穴位热敏及其规律，揭示了穴位敏化态新内涵，突破了长期以来对穴位的传统认识；解决了灸疗长期以来穴位不能准确定位、灸量不能个体化科学定量的关键技术难题，创立了热敏灸新技术；应用热敏灸技术治疗 20 余种病症，大幅度提高了临床灸疗疗效，开创了一条治疗疾病的内源性热敏调控新途径。热敏灸与传统悬灸均属悬灸，但有本质的不同：

　　1. 灸感不同：灸感即施灸时患者的自我感觉。对于悬灸疗法，艾热作用于体表，自然产生热感。针刺疗法的精髓与灵魂是"刺之要，气至而有效"，即激发经气，气至病所。热敏灸强调要求施灸过程中产生透热、扩热、传热、局部不（微）热远部热、表面不（微）热深部热、非热觉等 6 种热敏灸感和经气感传，气至病所，而传统悬灸仅有局部和表面的热感。

　　2. 灸位不同：灸位即施灸部位，热敏灸是在热敏穴位上施灸，热敏穴位对艾热异常敏感，最易激发经气感传，产生小刺激大反应；而传统悬灸由于未认识到穴位有敏化态与静息态之别，因此不要求辨别与选择热敏穴位施灸，因此激发经气感传的效率很低。

　　3. 灸量不同：灸量即艾灸的每次有效作用剂量。艾灸剂量由艾灸强度、艾灸面积、艾灸时间三个因素组成，在前两个因素基本不变的情况下，艾灸剂量主要由艾灸时间所决定。在施行热敏灸疗法时，每穴的施灸时间不是固定不变的，而是因人因病因穴而

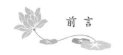

不同,是以个体化的热敏灸感消失为度的施灸时间,这是患病机体自身表达出来的需求灸量,所以是最适的个体化充足灸量即饱和消敏灸量。而普通温和灸的灸量每次每穴一般从 10 分钟到 15 分钟,或者以局部皮肤潮红为度,往往达不到治疗个体化的最佳灸量。

4. 灸效不同:32 年的研究表明,由于热敏灸激发经气,气至病所,实现古人"气至而有效"的要求,因此热敏灸的疗效较常规温和灸疗法有显著提高。尤其对以下病症有良好疗效:颈椎病、腰椎间盘突出症、骨性膝关节炎、肌筋膜疼痛综合征、过敏性鼻炎、支气管哮喘、功能性消化不良、肠易激综合征、功能性便秘、慢性前列腺炎、原发性痛经、慢性盆腔炎症、阳痿、面瘫等。

本书分为三章。第一章是理论篇,分两节,第一节以问答的形式简明介绍了 10 个概念。这 10 个概念的含义均是作者长期临床实践中的心得体会,是指导热敏灸临床应用的理论。第二节介绍了临床操作的热敏穴位探查、热敏灸选穴原则、施灸方法、艾灸剂量、操作流程、适应证、注意事项及热敏灸"十六字技术要诀"8 个问题,均是取得和提高灸疗疗效的关键所在。第二章是治疗篇,重点介绍了笔者有临床体会的 27 个疾病,既包括常见病,也有疑难病症,病名基本上采用现在医学名称,每种病症分临床表现、治疗方法、验案举例、专家提示 4 个方面进行叙述。第三章是保健篇,重点介绍了确有效果的 15 个保健项目,每个项目从保健对象、自我判断、保健方法、实效举例、专家提示 5 个方面进行介绍。

这是一本基于临床,源于经典,继承创新,提高疗效的艾灸专著。本书突出实用,着眼普及,不但适用进农村,进社区,进家庭,让老百姓了解和初步掌握灸疗技术,也适用于针灸临床、保健、科研工作者及研究生、本科生等。《热敏灸实用读本》自从 2009 年第一次出版后,已累计印刷 18 次,说明社会的需求很大。本书第 2 版主要突出了热敏灸技术的精髓,即:艾灸得气、探敏定位、消敏定量及辨敏施灸,并以热敏灸"四字诀"的形式凝练表达。热敏灸"四字诀"从理论到操作,从临床标准到中医思维,反映了作者对灸法 30 年临床研究的传承与创新及提高灸疗疗效的追求。"艾灸

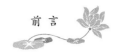

之要,气至有效,奇特灸感,穴位深妙;灸在皮部,热在深部,灸在局部,热在远部;有感就灸,感消停灸,执简驭繁,易学实用;穴位诚贵,经气价高,重视灸感,经穴全貌",这"四字诀"的解读尽在本书的各章节中。

限于笔者的水平和有限的临床实践,书中可能存在不少疏漏之处,恳请读者指正。

著者

2019 年 8 月

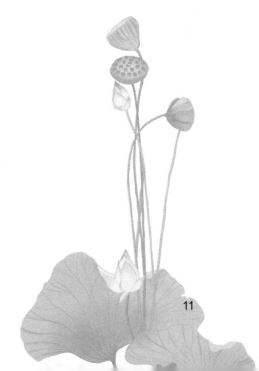

目 录

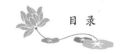

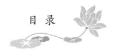
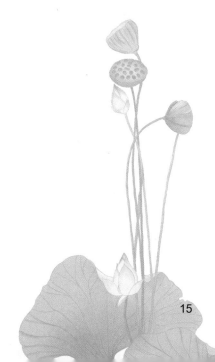

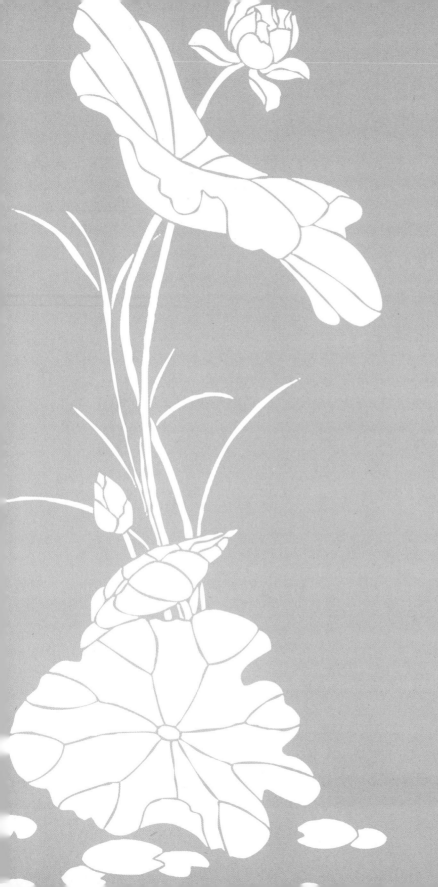

第一章　理论篇

热敏灸理论

一、什么是穴位

针灸疗法是采用针灸等手段刺激穴位,通过激发经气活动来调整人体紊乱的生理生化功能,从而达到防病治病目的的一种治疗方法。取穴准确与否直接影响针灸的临床疗效。那么穴位是什么?人类在长期的医疗实践中发现:人体有病时,在体表的某些部位会发生一些可以被观察到或感觉到的各种改变。这些改变包括形态改变和功能改变。形态改变如皮下组织和肌肉处出现条索状、结节状改变,皮肤出现皮疹、浅表血管改变和色泽改变等;功能改变如对来自外界的刺激敏感程度发生改变、低电阻和皮肤温度改变等。这些改变有的单独存在,有的相互并存,伴随疾病的发生而出现,随疾病变化而变化,随疾病痊愈而消失。这种伴随疾病变化的体表反应部位(或称疾病反应点)就是穴位概念的最早起源。同时也发现,抚摸、按压、叩打这些反应部位可以减轻病痛。长期这种经验的积累最后逐渐形成了穴位的概念。目前人们还不能从形态方面来认识穴位,只能从功能上来描述。在生理状态下,人们并不能明显地感觉到穴位的存在,但是在病理状态下,与疾病相关的穴位就会出现能感觉到的变化。虽然我们目前还不了解穴位的本质,但已掌握了穴位调控人体功能的许多规律。可以这样认为,穴位就是个体化、动态的、敏化态的疾病体表反应部位,同时也是调控人体功能达到防病治病目的针灸刺激部位。正如《灵枢·背腧》所说穴位:"欲得而验之,按其处,应在中而痛解,乃其腧也。"

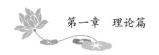

二、什么是穴位热敏化

穴位热敏是一种新发现的疾病体表反应现象。我们在长达20年的灸疗临床实践中,观察到人体在疾病或亚健康状态下,相关穴位会发生热敏。对热敏穴位艾灸时会表现出一些奇异的灸感现象。第一是透热:灸热从施灸点皮肤表面直接向深部组织穿透,甚至直达胸腹腔脏器;第二是扩热:灸热以施灸点为中心向周围扩散;第三是传热:灸热从施灸点开始沿某一路线向远部传导,甚至到达病所;第四是局部不(微)热远部热:施灸部位不(微)热,而远离施灸的部位感觉甚热;第五是表面不(微)热深部热:施灸部位的皮肤不(微)热,而皮肤下深部组织甚至胸腹腔脏器感觉甚热;第六是产生其他非热感觉:施灸(悬灸)部位或远离施灸部位产生酸、胀、压、重、痛、麻、冷等非热感觉。上述灸感传导之处,病症随之而缓解。如悬灸风门穴,热胀感向肩部传导,多年肩痛立即缓解;悬灸阳陵泉穴,热胀感向腰部传导,多年腰部困重紧痛感立即缓解;悬灸三阴交,热流传至下腹部,几次治疗后盆腔积液明显改善;悬灸天枢穴,热流直透腹腔,几次治疗后,多年紊乱的肠功能明显改善。以上现象的发生有一个共同的特征,就是相关穴位对艾热异常敏感,产生一个"小刺激大反应"(其他非相关穴位对艾热仅产生局部和表面的热感)。我们称这种现象为穴位热敏化现象,这些穴位称为热敏穴位。

三、穴位热敏有哪些特征与规律

(一)穴位发生热敏的特征

在疾病状态下,穴位发生热敏有以下特征,这是探查和判断热敏穴位的标志。

1. **透热** 灸热从施灸穴位皮肤表面直接向深部组织穿透,甚至直达胸、腹腔脏器。

2. **扩热** 灸热以施灸穴位为中心向周围片状扩散。

3. **传热** 灸热从施灸穴位开始循经脉路线向远部传导,甚至到达病所。

4. 局部不（微）热远部热　施灸部位不（微）热，而远离施灸的部位感觉甚热。

5. 表面不（微）热深部热　施灸部位的皮肤不（微）热，而皮肤下深部组织甚至胸腹腔脏器感觉甚热。

6. 其他非热感觉　施灸（悬灸）部位或远离施灸部位产生酸、胀、压、重、痛、麻、冷等非热感觉。

热敏穴位在艾热的刺激下，会产生以上 6 种灸感，只要出现以上一种或一种以上灸感就表明该穴位已发生热敏化，即为热敏穴位。

（二）穴位发生热敏有以下规律

1. 穴位热敏现象具有普遍性　通过对颈椎病、腰椎间盘突出症、膝关节骨性关节炎、肌筋膜疼痛综合征、支气管哮喘、慢性支气管炎、非溃疡性消化不良、功能性便秘、肠易激综合征、排卵障碍性不孕、慢性盆腔炎、痛经、周围性面瘫等 20 种疾病以及健康人对照的穴位热敏普查的研究，结果表明，在疾病状态下，穴位热敏现象的出现率为 70%，明显高于健康人 10%。寒证、湿证、瘀证、虚证中居多，急性病和慢性病均可出现。疾病痊愈后穴位热敏出现率降为 10% 左右。表明人体在疾病状态下，体表穴位发生热敏具有普遍性，与疾病高度相关。

2. 穴位热敏部位具有动态性　以周围性面瘫、腰椎间盘突出症、膝关节骨性关节炎、肌筋膜疼痛综合征、支气管哮喘、痛经、排卵障碍性不孕等 7 种疾病患者为研究对象，将 469 个热敏穴位与经穴作对比研究，结果表明，其出现部位呈现出时变的特征，随病情变化而变化。动态的热敏穴位与部位固定的经穴重合率仅为 48.76%，与压痛点的重合率为 34.75%。表明热敏穴位的出现部位仅可以经穴或压痛点为参照坐标系来粗定位，而准确定位必须以热敏灸感为标准。正如《灵枢·九针十二原》所说："所言节者，神气之所游行出入也，非皮肉筋骨也。"《灵枢·背腧》所说："胸中大腧在杼骨之端，肺腧在三焦之间，心腧在五焦之间，膈腧在七焦之间，肝腧在九焦之间，脾腧在十一焦之间，肾腧在十四焦之间，皆挟脊相去三寸所，则欲得而验之，按其处，应在中而痛解，乃其腧也。"

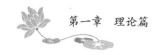

3. 穴位热敏分布具有证候相关性 我们的研究发现：穴位发生热敏有其自身的分布规律，如周围性面瘫，热敏常发生在翳风穴；功能性便秘，热敏常发生在大肠俞；痛经，热敏常发生在关元；过敏性鼻炎，热敏常发生在上印堂。我们已经研究和初步认识了神经系统、运动系统、消化系统、呼吸系统、生殖系统等20余种疾病穴位热敏分布部位的高发区，其分布规律与中医的证候高度相关。

4. 艾灸热敏穴位发动经气感传具有高效性 通过对面瘫、三叉神经痛、颈椎病、腰椎间盘突出症、膝关节骨性关节炎、肌筋膜疼痛综合征、慢性支气管炎、支气管哮喘、非溃疡性消化不良、功能性便秘、肠易激综合征、排卵障碍性不孕、痛经和勃起功能障碍共14种病症，540例患者艾灸热敏穴位激发经气感传研究，结果表明，艾灸热敏穴位的经气感传出现率达94.0%，而悬灸非热敏穴位的经气感传出现率仅约23.5%，有非常显著性统计学差异。表明悬灸热敏穴位能高效发动经气感传，是实现"气至而有效，效之信，若风之吹云，明乎若见苍天"的切入点。

四、什么是艾灸疗法

艾灸疗法是用艾叶制成的艾灸材料产生的艾热刺激体表穴位或特定部位，通过激发经气的活动来调整人体紊乱的生理生化功能，从而达到防病治病目的的一种治疗方法。艾灸疗法具有温通经脉，调和气血，平衡阴阳的作用，应用历史悠久。在《素问·异法方宜论》就有"北方者，天地所闭藏之域也，其地高陵居，风寒冰冽，其民乐野处而乳食，藏寒生满病，其治宜灸焫，故灸焫者，亦从北方来"的记载。艾灸疗法应用范围广泛，病症无论寒热、虚实、阴阳、表里均可施灸，治疗效果好，易学易用，成本低廉，安全有效，操作简便，灸处温暖舒适，深受广大患者的欢迎。艾灸疗法广泛应用于临床各科疾病的治疗与保健中，具有以下作用：

1. 温经散寒，行气通络 气血的运行，遇寒则凝，得温则散，故一切气血凝涩、经络痹阻的疾病，均可用艾灸来温经通络、散寒除痹，达到治疗目的。

2. 扶阳固脱,升阳举陷　　阳气虚弱不固,轻者下陷,重者虚脱。艾叶性属纯阳,火本属阳,两阳相加,可益气温阳,升阳举陷,扶阳固脱。临床上阳气虚脱、气虚下陷等病症均可以用艾灸疗法来治疗。

3. 泄热拔毒,消瘀散结　　早在《黄帝内经》中就有艾灸治疗痈肿的记载,《备急千金要方》中进一步指出灸法具有宣泄脏腑实热的作用,说明热证用灸并非是禁忌。《医学入门》指出"热者灸之,引郁热之气外发,火就燥之义也",而且在《医宗金鉴》中亦认为艾灸能开结拔毒,所以,"热证可灸"具有理论与临床依据。气血遇寒,凝涩为瘀。艾灸能温阳行气,气行则瘀散,血得温则行,故艾灸能消瘀散结。

4. 防病保健,延年益寿　　"治未病"是中医学的重要学术思想,艾灸除了治疗作用外,还具有预防疾病、保健延年的功效。《黄帝内经》中提出"犬所啮之处灸三壮,即以犬伤法灸之",《针灸大成》中也认为艾灸能预防中风,《扁鹊心书》则明确提出,人无病时,常灸关元、气海、命门等穴,能延年益寿,民间亦有"三里灸不绝,一切灾病息"之说。现代研究也表明,艾灸确能提高机体免疫能力,从而达到防病保健、延年益寿的功效,可见艾灸具有预防疾病的功效。

五、艾灸疗法有哪些特点

艾灸热刺激是一种非特异性刺激,通过激发体内固有的调节系统(即经气系统)功能,使失调、紊乱的生理生化过程恢复正常。因此艾灸作用并不是艾灸刺激直接产生,而是通过体内介导的固有调节系统所产生,这就决定了艾灸作用是调节作用,并具有以下特点:

1. 双向调节　　艾灸的双向调节特点是指艾灸穴位能产生兴奋或抑制双重效应。当适宜的艾灸刺激作用于机体,其效应总是使偏离正常生理状态的生理生化功能朝着正常生理状态方向发展转化,使紊乱的功能恢复正常。即在机体功能状态低下时,艾灸可使之增强;功能状态亢进时又可使之降低,但对正常生理功能无

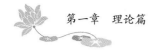

明显影响。艾灸的双向调节特点,是艾灸疗法无毒副反应的根本原因。

2. 整体调节　艾灸的整体调节特点包括两方面含义:一是指艾灸穴位可在不同水平上同时对多个器官、系统功能产生影响,如针刺麻醉,在产生针刺镇痛效应时,同时增强机体相关调节功能,减少术中对生理功能的干扰,又调节免疫,促进术后恢复;二是指艾灸对某一器官功能的调节作用,是通过该器官所属系统甚至全身各系统功能的综合调节而实现的,如艾灸通过调整交感神经和迷走神经张力,分别调整胃肠动力、调整胃酸分泌、保护胃肠黏膜等,从而治疗胃和十二指肠溃疡。艾灸对机体各系统、各器官功能几乎均能发挥多环节、多水平、多途径的综合调节作用。艾灸的整体调节特点是艾灸具有广泛适应证的基本原因。

3. 品质调节　艾灸的品质调节特点是指艾灸具有提高体内各调节系统品质(调节系统品质是量度调节系统调节能力大小的一个参量),增强自身调节能力以维持各生理生化参量稳定的作用。

机体内存在着一系列维持内环境各生理生化参量相对稳定的复杂调节系统,主要是神经—内分泌—免疫调节系统。能对各种影响内环境稳定的干扰作出主动的调节反应以维持内环境稳定。艾灸正是通过激发或诱导体内这些调节系统,调动体内固有的调节潜力,提高其调节品质,增强其调节能力,从而产生双向调节效应、整体调节效应和自限调节效应,使紊乱的生理生化功能恢复正常。从艾灸刺激到艾灸效应,两者不是直接联系,其中由体内各种调节系统介导。

艾灸的这一品质调节作用揭示了艾灸对偏离正常态的紊乱生理功能呈现双向调节效应,而对正常态生理功能无明显影响这一现象的深层次答案:即艾灸对正常态生理功能无影响,并不是对正常态机体功能无作用。无论对机体正常态或病理态,艾灸都提高了体内调节系统的调节品质,增强了调节能力,但对不同机体状态表现不同。对病理态呈现双向调节作用(治病作用),而对正常态呈现防病保健作用,表现为对随后受到的干扰因素(致病因素)引起的机体功能紊乱偏离度显著减少。经常艾灸足三里穴可以增强机体免疫力,提高机体防病能力就是艾灸品质调节作用的体现。艾灸的品质调节作用是艾灸防病保健作用的内在机制,具有重要的理论与临床意义,是一块待开垦的新领域。

4. 自限调节 艾灸的自限性调节特点包括两方面含义:一是指艾灸的调节能力与针刺疗法一样,是有限度的,只能在生理调节范围内发挥作用;一是指艾灸的调节能力必须依赖于有关组织结构的完整与潜在的功能储备。因为艾灸治病的机制是通过激发或诱导机体内源性调节系统的功能,使失调、紊乱的生理生化过程恢复正常,这在本质上就是生理调节,这就决定了艾灸作用具有以上的自限性。如针刺麻醉中的镇痛不全,这是针刺镇痛的固有"本性"。又如对某些功能衰竭或组织结构发生不可逆损害,或某些物质缺乏的病人,艾灸就难以奏效。了解艾灸调节的自限性,有利于我们正确认识艾灸的适应证与合理应用艾灸疗法,从而提高临床疗效。

六、艾灸疗法适合哪些病证

艾灸疗法是用艾叶制成的艾灸材料产生的艾热刺激体表穴位或特定部位,通过激发经气的活动来调整人体紊乱的生理生化功能,从而达到防病治病目的的一种治疗方法。"经气所过,主治所及",因此艾灸对寒证、热证、表证、里证、虚证与实证均有效。

1. 寒湿入体,灸优于针 寒邪收引,湿性凝滞,寒湿为邪,经络闭阻,而艾灸疗法深具温经通络、祛湿散寒的作用,可用于治疗寒凝湿滞、经络痹阻引起的各种病症。在治疗由于寒湿引起的病症中应以艾灸疗法为主,取其"以阳制阴"之意,可收事半功倍之效。

2. 阳虚病症,灸贵于针 艾叶为纯阳之品,性温通经络;艾火温热,可直达经络,补虚起陷。因此,对于以阳虚为主的病症,用艾灸治疗能温补阳气、升阳举陷,使火气助元气,以达助阳治病之功。

3. 瘀血阻络,灸之所宜 寒邪凝涩,血运不畅成瘀,或气滞血瘀、血虚成瘀等,阻滞经络。艾灸能温经通阳,温运气血,气行则血行,血行则瘀散,故治疗瘀血阻络,艾灸能化瘀通络,取其"温通"

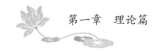

效应。

4. 气阴不足，亦可用灸　金元四大家之一朱丹溪认为热证用灸，乃"从治"之意，之所以用于阴虚证的治疗，是因灸有补阳之功效，而"阳生则阴长"也。气虚、阴虚者，用灸法以热补气，使脾胃气盛，运化正常，则气阴得补，此为"以阳化阴"之意，故气阴亏虚之证亦可用灸。

5. 热毒之证，亦可灸之　历代有不少医家提出热证禁灸的问题，如汉代张仲景指出热证灸治可引起不良后果，并告诫人们无论是阳盛的热证或是阴虚的热证，均不可用灸法。清代医家王孟英还提出了"灸可攻阴"之说，把灸法用于热证，视为畏途。近代艾灸教材也有把热证定为禁灸之列，有些人甚至认为"用之则犹如火上添油，热势更炽"。然而，通考《内经》全文，并无"发热不能用灸"的条文与字样，却有"热病二十九灸"之说；又《素问·六元正纪大论》认为"火郁发之"，灸法可以使血脉扩张，血流加速，腠理宣通，从而达到"火郁发之"散热退热与祛邪外出的目的；明代龚居中在其《红炉点雪》一书中，更是明确指出灸法用于寒热虚实诸症，无往不宜。因此，艾灸疗法并非是"以火济火"，而恰恰是"热能行热"。故火热之症，亦可灸之。

七、什么是灸感

灸感，指施灸时患者的自我感觉。对于悬灸疗法，艾热作用于体表，自然产生热感。但由于穴位的不同，穴位与非穴位的不同，穴位功能状态（静息态与敏化态或称开与合态）的不同，艾灸的热感类型也不同。健康人体由于穴位处于静息态，艾灸通常产生皮肤局部的和表面的热感。但是人体在疾病状态下，当穴位处于热敏化态时，艾灸通常产生以下 6 种特殊感觉：第一是透热，灸热从施灸点皮肤表面直接向深部组织穿透，甚至直达胸腹腔脏器；第二是扩热，灸热以施灸点为中心向周围扩散；第三是传热，灸热从施灸点开始循经脉路线向远部传导，甚至到达病所；第四是局部不（微）热远部热，施灸部位不（微）热，而远离施灸的部位感觉甚热；第五是表面不（微）热深部热，施灸部位的皮肤不（微）热，而皮肤下深部组织甚至胸腹腔脏器感觉甚热;第六是产生其他非热感觉,施灸(悬灸)部位或远离施灸部位产生酸、胀、压、重、痛、麻、冷等非热感觉。我们通常称前者(局部的和表面的热感)为普通灸感,称后者(6种特殊感觉)为热敏灸感。热敏灸感是经气激发与传导时产生的多种特殊感觉,是经气激发与传导的标志。热敏灸感的激发是提高艾灸疗效的前提! 由于不同热敏灸感携带了不同的艾灸信息,破译其密码含义从而辨敏施灸则是提高艾灸疗效的关键!

八、热敏灸感与临床疗效的关系

针刺疗法的精髓与灵魂是《灵枢·九针十二原》篇所训"刺之要,气至而有效,效之信,若风之吹云,明乎若见苍天,刺之道毕矣",即激发经气,气至病所。古代医家已把激发经气,促进气至病所作为提高针灸疗效的一种积极手段。《三国志》在描述东汉名医华佗行针治病时说"下针言,当引某许,若至语人,病者言,已到,应便拔针,病亦行差",这就是对经气感传与针刺疗效关系的生动描述。《针灸大成》中所说的"有病道远者必先使气直到病所"就是一个尽人皆知的著名论断。强调行针治病时务必使气直到病所。近40年来,我国学者的研究结果已经表明:经气感传活动是人体经气运行的表现,是人体内源性调节功能被激活的标志。针刺疗效与经气感传显著程度密切相关,经气感传愈显著,针刺疗效也愈好。采用激发经气感传,促进气至病所的方法,对治疗一些现代医学棘手的病症已收到意想不到的效果。

热敏灸感是指艾热悬灸热敏穴位(即热敏灸)时产生的透热、扩热、传热、局部不(微)热远部热、表面不(微)热深部热、非热感觉等特殊感觉。这与针刺产生的经气感传活动一样,热敏灸感也是人体经气激发与运行的表现,是人体内源性调节功能被激活的标志,因此热敏灸感的产生预示着能显著提高艾灸疗效。近年来我们对肌筋膜疼痛综合征、膝关节骨性关节炎与腰椎间盘突出症等进行了辨敏施灸与辨证施灸的灸疗疗效比较研究,表明热敏灸感的产生能显著提高艾灸疗效。如热敏灸治疗肌筋膜疼痛综合征

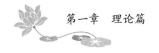

的显效率从 24.0% 提高到 86.0%,热敏灸治疗膝关节骨性关节炎的显效率从 21.05% 提高到 80.95%,热敏灸治疗腰椎间盘突出症的显效率从 41.0% 提高到 82.0%。

九、什么是热敏灸疗法

热敏灸是采用点燃的艾材产生的艾热悬灸热敏态穴位,激发透热、扩热、传热、局部不(微)热远部热、表面不(微)热深部热、非热感觉等热敏灸感和经气传导,并施以个体化的饱和消敏灸量,从而提高艾灸疗效的一种新疗法。

传统的悬灸疗法是以经穴为灸位,局部与表面的温热为灸感,每穴艾灸时间没有个体化的明确灸量指征,其结果临床灸疗疗效的潜力未能发挥。

热敏灸疗法与传统温和灸疗法都是对准穴位"悬空"而灸的悬灸疗法,但有以下本质的不同:

1. 灸感不同　灸感即施灸时患者的自我感觉。对于悬灸疗法,艾热作用于体表,自然产生热感。针刺疗法的精髓与灵魂是"刺之要,气至而有效",即激发经气,气至病所。热敏灸强调要求施灸过程中产生透热、扩热、传热、局部不(微)热远部热、表面不(微)热深部热、非热觉等 6 种热敏灸感和经气感传,气至病所,而传统悬灸仅有局部和表面的热感。

2. 灸位不同　灸位即施灸部位,热敏灸是在热敏穴位上施灸,热敏穴位对艾热异常敏感,最易激发经气感传,产生小刺激大反应;而传统悬灸由于未认识到穴位有敏化态与静息态之别,因此不要求辨别与选择热敏穴位施灸,因此激发经气感传的效率很低。

3. 灸量不同　灸量即艾灸的每次有效作用剂量。艾灸剂量由艾灸强度、艾灸面积、艾灸时间三个因素组成,在前两个因素基本不变的情况下,艾灸剂量主要由艾灸时间所决定。在施行热敏灸疗法时,每穴的施灸时间不是固定不变的,而是因人因病因穴而不同,是以个体化的热敏灸感消失为度的施灸时间,这是患病机体自身表达出来的需求灸量,所以是最适的个体化充足灸量即饱和消敏灸量。而传统悬灸的灸量每次每穴一般从 10 分钟到 15 分钟,或者以局部皮肤潮红为度,往往达不到治疗个体化的最佳灸量。

4. **灸效不同** 20 年的研究表明,由于热敏灸激发经气,气至病所,实现古人"气至而有效"的要求,因此热敏灸的疗效较传统悬灸疗法有大幅度提高。尤其对以下病症有良好疗效:支气管哮喘、过敏性鼻炎、功能性消化不良、肠易激综合征、功能性便秘、原发性痛经、慢性盆腔炎症、阳痿、面瘫、颈椎病、腰椎间盘突出症、骨性膝关节炎、肌筋膜疼痛综合征等。

十、热敏灸疗法的四大规律

我们 20 年的灸疗临床研究认识了以下四条灸疗热敏规律,大幅度提高了灸疗临床疗效。

1. **灸材热敏规律** 这条灸疗规律告诉我们,能够高效激发经气,发动感传的材料就是最佳灸材。我们研究了多种材料作为灸材,比较它们激发经气的效率与临床灸疗疗效。发现艾材产生的艾热最易激发经气,发动感传,疗效最好。因此,热敏灸的最佳热刺激为艾热刺激。

2. **灸位热敏规律** 这条灸疗规律告诉我们,热敏穴位是最佳施灸部位。我们分别研究了艾灸热敏穴位与非热敏穴位治疗如骨性膝关节炎、肌筋膜疼痛综合征、颈椎病、腰椎间盘突出症、感冒、面瘫、功能性消化不良、肠激惹综合征、男性性功能障碍、痛经、盆腔炎、支气管哮喘、中风等病症的疗效差异,结果表明,由于热敏穴位最易激发经气,发动感传,因此疗效更好。

3. **灸量热敏规律** 这条灸疗规律告诉我们:每次每穴的施灸剂量,以该穴热敏灸感消失为最佳灸疗剂量(即消敏剂量)。这是个体化的最佳充足剂量,因人而异,因病而异,因穴而异,这是保证热敏灸临床疗效的关键之一。每次给予艾热刺激的量最终取决于敏化态穴位的消敏或脱敏量,达到这个剂量灸疗疗效明显提高,这时穴位的热敏态转化为消敏态(即非热敏态)。通常艾灸剂量由艾灸强度、艾灸面积、艾灸时间三个因素组成,在前两个因素基本不变的情况下,艾灸剂量主要由艾灸时间所决定。在施行热敏灸疗法时,每穴的施灸时间不是固定不变的,而是因人因病因穴而不

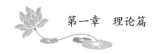

同,是以个体化的热敏灸感消失所需时间为度。

4. **灸效适应证热敏规律** 这条灸疗规律告诉我们:凡是出现穴位热敏的病症就是产生灸效的最佳适应证。我们20年的灸疗临床研究表明"灸之要,气至而有效",即艾灸能够像针刺一样激发经气,发动感传,而且必须激发经气,发动感传才能提高疗效。由于艾灸热敏穴位能高效激发经气,发动感传,因此凡是出现穴位热敏的病症就是灸效的最佳适应证。我们临床研究表明非热敏穴位艾灸也能产生一定疗效,但热敏穴位艾灸能大幅度提高疗效。这尤其对于初诊的灸疗患者,这条规律对于指导我们正确把握灸疗适应证,预测灸疗疗效有重要临床价值。

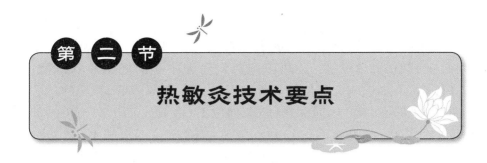

第二节

热敏灸技术要点

一、热敏穴位的探查

热敏灸疗法操作的第一步是探查明确热敏穴位的准确位置,这是产生热敏灸独特疗效的前提。探查热敏穴位必须熟悉认识热敏灸感,选择合适的艾灸材料,采用正确的艾灸方式。热敏穴位的最佳刺激方式为艾条悬灸,故选择艾条作为热敏穴位探查的灸材。保持环境安静,环境温度保持在 20~30℃为宜。选择舒适体位,充分暴露探查部位,肌肉放松,均匀呼吸,集中注意力于施灸部位,体会在艾灸探查过程中的感觉。

热敏穴位是疾病在体表的特定反应部位,它直接或间接的反映疾病的部位、性质和病理变化。不同疾病的热敏穴位出现部位是不同的,操作上可从粗定位到细定位二步法来探查:

(一)热敏穴位的粗定位

热敏穴位的粗定位是指疾病状态下,相关穴位发生热敏化的高概率大致区域。穴位发生热敏化是有规律的,即有其高发部位。如感冒、过敏性鼻炎的热敏穴位高发部位在上印堂区域;支气管哮喘的热敏穴位高发部位在肺俞区域;面瘫的热敏穴位高发部位在翳风区域(详见治疗篇内容)。首先了解这一点,使我们能针对性强的在某一个或几个狭小区域对热敏穴位进行准确定位或细定位。

(二)热敏穴位的细定位

热敏穴位的细定位是指在上述粗定位的狭小区域内对热敏穴位的准确定位。热敏穴位在艾热的刺激下,会产生以下 6 种灸感,只要出现以下一种或一种以上灸感就表明该穴位已发生热敏化,即为热敏穴位。产生这种灸感的部位即为热敏穴位的准确定位。

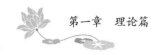

①透热：灸热从施灸穴位皮肤表面直接向深部组织穿透，甚至直达胸、腹腔脏器；②扩热：灸热以施灸穴位为中心向周围片状扩散；③传热：灸热从施灸穴位开始循经脉路线向远部传导，甚至到达病所；④局部不(微)热远部热：施灸部位不(微)热，而远离施灸的部位感觉甚热；⑤表面不(微)热深部热：施灸部位的皮肤不(微)热，而皮肤下深部组织甚至胸腹腔脏器感觉甚热；⑥其他非热感觉：施灸(悬灸)部位或远离施灸部位产生酸、胀、压、重、痛、麻、冷等非热感觉。

细定位的探查手法有 4 种：

1. 回旋灸　用点燃的艾条的一端与施灸部位距离皮肤 3cm 左右，不固定地反复旋转施灸，以患者感觉施灸部位温热潮红为度。有利于温热施灸部位的气血(图 1-1)。

2. 循经往返灸　用点燃的艾条在患者体表，距离皮肤 3cm 左右，沿经脉方向循行往返匀速移动施灸，以患者感觉施灸路线温热潮红为度。循经往返灸有利于疏通经络，激发经气(图 1-2)。

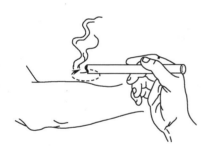

图 1-1　回旋灸

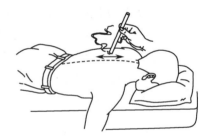

图 1-2　循经往返灸

3. 雀啄灸　用点燃的艾条的一端与皮肤不固定在一定的距离，像鸟雀啄食一样，一上一下活动地施灸。雀啄灸有利于施灸部位进一步加强敏化，从而为局部的经气激发，产生灸性感传奠定基础(图 1-3)。

4. 温和灸　用艾条的一端点燃，对准穴位或患处，约距皮肤 3cm 左右施灸，使局部有热感而无灼痛为宜。温和灸有利于施灸部位进一步激发经气，发动感传(图 1-4)。

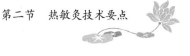

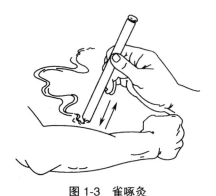

图1-3 雀啄灸

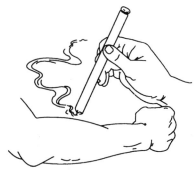

图1-4 温和灸

　　热敏穴位的探查手法通常是上述4种手法的密切配合。按上述前3种手法顺序每种操作1分钟，反复重复上述手法，灸至皮肤潮红为度，一般2~3遍即可。然后再施行温和灸手法。在此过程中，患者要集中注意力，细心体会施灸部位的灸感变化，当出现上述6种热敏灸感的任何一种时，应及时告知施灸者。这时热敏灸感的产生部位即为热敏穴位的准确部位。

　　有些患者慢性疾病处于疾病稳定期，穴位热敏化可能为迟发型，可采用以下强壮穴的温和灸激发方法来提高患者整体经气水平，然后采用上述手法再进行探查。常用的强壮穴位有神阙、关元、大椎、肾俞、足三里等，每次施灸时间为40分钟左右，每天1次，一般4~6次。

二、热敏灸的选穴原则

　　在所有探查出来的热敏穴位中，按照如下原则选取最佳的热敏穴位进行热敏灸治疗。

　　1. 以出现热敏灸感经过，或直达病变部位的热敏穴位为首选热敏穴位。

　　2. 以出现非热灸感的热敏穴位为首选热敏穴位，而痛感又优于酸胀感。

　　3. 以出现较强的热敏灸感的热敏穴位为首选热敏穴位。

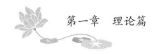

三、热敏灸的施灸方法

热敏灸疗法采用艾条悬灸的方法,可分为单点温和灸、双点温和灸、三点温和灸、接力温和灸、循经往返灸。

1. 单点温和灸 将点燃的艾条对准一个热敏穴位,在距离皮肤 3cm 左右施行温和灸法,以患者无灼痛感为度。此种灸法有利于激发施灸部位的经气活动,发动灸性感传,开通经络。施灸时间以热敏灸感消失为度(见下述施灸剂量),不拘固定的时间(图 1-5)。

2. 双点温和灸 即同时对两个热敏穴位进行艾条悬灸操作,分单手双点温和灸(图 1-6)和双手双点温和灸(图 1-7)。操作手法包括回旋灸、雀啄灸、循经往返灸、温和灸。双点灸有利于传导经气,开通经络。临床操作以热敏灸感消失为度,不拘固定的施灸时间。

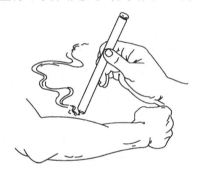

图 1-5 单点温和灸

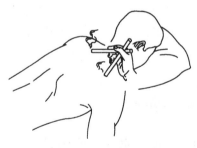

图 1-6 单手双点温和灸

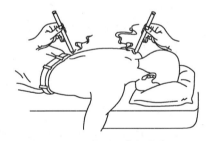

图 1-7 双手双点温和灸

3. 三点温和灸 包括 T 形灸(图 1-8)和三角灸(图 1-9),即同时对 3 个热敏穴位进行艾条悬灸操作。操作手法包括回旋灸、雀啄灸、循经往返灸、温和灸。三点灸的适用部位为颈项部、背腰部、胸腹部,如风池(双)与大椎、肾俞(双)与腰阳关、天枢(双)与关元等。三点灸有利于接通经气,开通经络。临床操作也以热敏灸感消失为度。

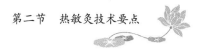

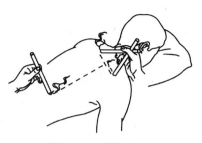

图 1-8　T 形温和灸

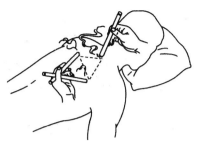

图 1-9　三角温和灸

4. 接力温和灸　在上述施灸的基础上,如热敏灸感传不能达到病所,再取一支点燃的艾条放置于感传所达部位的端点,使热敏灸感继续向前传导,这样可以延长感传的距离(图 1-10)。

5. 循经往返灸　此法既可用于探查穴位,同时也是治疗的常用的手法。是用点燃的艾条在患者体表距离皮肤 3cm 左右,沿经脉循行往返匀速移动施灸,以患者感觉施灸路线温热为度。循经往返灸有利于疏导经络,激发经气。此法适用于正气不足,感传较弱的患者,如中风病人可在偏瘫一侧施行此法(图 1-11)。

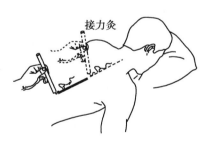

图 1-10　接力温和灸

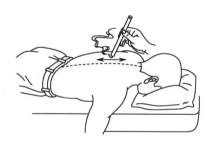

图 1-11　循经往返灸

四、热敏灸的艾灸剂量

艾灸剂量由艾灸强度、艾灸面积、艾灸时间三个因素组成,在前两个因素基本不变的情况下,艾灸剂量主要由艾灸时间所决定。在施行热敏灸疗法时,每穴的施灸时间不是固定不变的,而是因人因病因穴不同而不同,是以个体化的热敏灸感消失为度的施灸时间。不同热敏穴位施灸时从热敏灸感产生[透热、扩热、传热、局

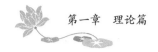

部不(微)热远部热、表面不(微)热深部热、其他非热感觉]至热敏灸感消失所需要的时间是不同的,从 10 分钟至 200 分钟不等,这是热敏穴位的最佳个体化施灸剂量,达到这个剂量灸疗疗效明显提高,这时穴位的热敏态转化为消敏态(即非热敏态)。

五、热敏灸的操作流程(图 1-12)

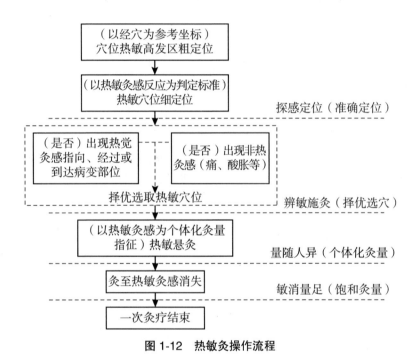

图 1-12 热敏灸操作流程

六、热敏灸的适应证

临床上凡是出现热敏穴位的疾病,无论热证、寒证,或是虚证、实证,均是热敏灸疗法的适应证。

热敏灸对下列病症能明显提高疗效:骨性膝关节炎、肌筋膜疼痛综合征、颈椎病、腰椎间盘突出症、感冒、面瘫、功能性消化不良、肠易激综合征、男性性功能障碍、痛经、慢性盆腔炎、过敏性鼻炎、支气管哮喘、缺血性中风等。

七、热敏灸的注意事项

为了保证其安全有效,必须注意以下事项:

1. 施灸时,应详细了解操作过程,打消对艾灸的恐惧感或紧张感。

2. 施灸时,应根据年龄、性别、体质、病情,采取舒适的并能充分暴露施灸部位的体位。

3. 施灸剂量根据病情不同,个体不同而各不相同。

4. 婴幼儿、昏迷患者、感觉障碍、皮肤溃疡处、肿瘤晚期、出血性脑血管疾病(急性期)、血液病、大量吐(咯)血、孕妇的腹部和腰骶部禁灸。

5. 过饥、过饱、过劳、酒醉等,不宜施灸。

6. 艾灸局部出现水疱,水疱较小时,宜保护水疱,勿使破裂,一般数日即可吸收自愈。如水疱过大,用注射器从水疱下方穿入,将渗出液吸出后,从原穿刺孔注入适量庆大霉素注射液,并保留5分钟左右,再吸出药液,外用消毒敷料保护,一般数日可痊愈。

7. 施艾灸时,要注意防止艾火脱落灼伤患者,或烧坏衣服被褥等物。

8. 治疗结束后,必须将燃着的艾条熄灭,以防复燃。

八、热敏灸的"十六字技术要诀"

热敏灸的操作技术关键可用十六字来概括:探感定位、辨敏施灸、量因人异、敏消量足。前两句是有关施灸部位的操作技术关键,后两句是有关施灸剂量的操作技术关键。

1. **探感定位** 热敏灸在穴位选取上和传统选穴不同,是以感觉法确定最佳施灸部位,即6种热敏灸感的出现部位为最佳施灸部位,因此需要以艾热为刺激源探查不同部位的灸感从而确定热敏穴位作为施灸部位。

2. **辨敏施灸** 不同热敏灸感携带了不同的艾灸信息,尽管表明这些穴位都是热敏穴位,但有首选与后选、主选与次选之分,这

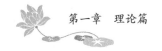

些需要我们分析、辨别。如以出现热敏灸感经过，或直达病变部位的热敏穴位为主选热敏穴位；以出现非热灸感的热敏穴位为主选热敏穴位，而非热灸感中又以痛感优于酸胀感；以出现较强的热敏灸感的热敏穴位为首选热敏穴位。在上述敏化穴位的分析辨别基础上从而采用相应的悬灸方法施灸。

3. **量因人异**　艾灸剂量由艾灸强度、艾灸面积、艾灸时间三个因素组成，在前两个因素基本不变的情况下，艾灸剂量主要由艾灸时间所决定。在施行热敏灸疗法时，每穴的施灸时间不是固定不变的，而是因人因病因穴而不同，是以个体化的热敏灸感消失为度的施灸时间。不同热敏穴位施灸时从热敏灸感产生［透热、扩热、传热、局部不（微）热远部热、表面不（微）热深部热、其他非热感觉］至热敏灸感消失所需要的时间是不同的，从 10 分钟至 200 分钟不等，这就是热敏穴位的最佳个体化施灸剂量。

4. **敏消量足**　热敏灸疗法强调每次艾灸要达到个体化的消除穴位敏化状态的饱和灸量，这是保证热敏灸临床疗效的关键之一。每次给予艾热刺激的量最终取决于热敏化态穴位的消敏或脱敏量，达到这个剂量灸疗疗效明显提高，这时穴位的热敏态转化为消敏态（即非热敏态）。这个艾灸剂量就是这个热敏穴位的最佳充足剂量。

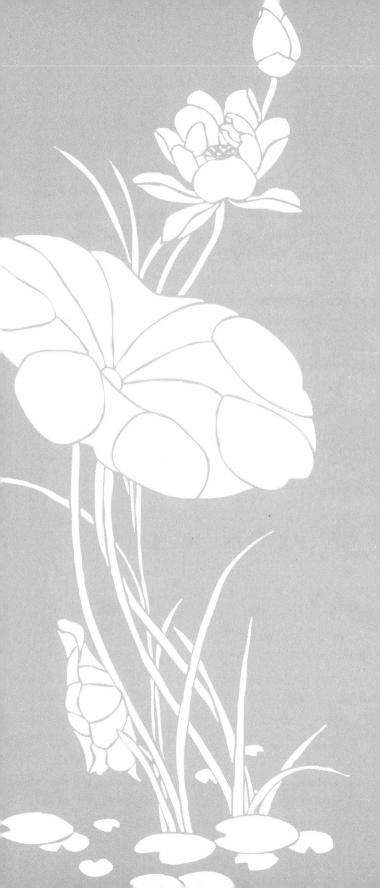

第二章 治疗篇

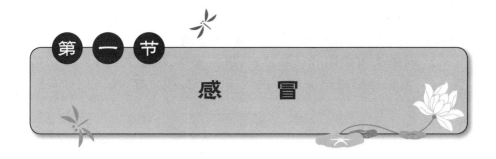

第　一　节

感　冒

　　感冒是一种常见的由多种病毒引起的呼吸道传染病,俗称"伤风",一年四季均可发生。感冒以鼻塞、流涕、喷嚏、咳嗽、头痛、恶寒发热、全身不适等症状为主。中医学认为本病多因风邪侵袭肺卫皮毛所致,且多夹杂寒、热、暑、湿等邪气,冬季多感风寒,春季多感风热,夏季多夹暑湿,秋季多兼燥邪。

一、临床表现

　　1. 主要症状有流鼻涕,打喷嚏,鼻塞,有时咳嗽,咽部发干,声音嘶哑,易流泪等。
　　2. 有的出现全身酸痛,头痛头昏,可有发热或不发热,四肢腰背酸痛等症状。
　　3. 血象检查白细胞多为正常或减少。

二、治疗方法

　　按照热敏灸技术要点中"十六字技术要诀"对施灸部位与施灸剂量进行定位定量规范操作。
　　(一)热敏穴位探查
　　对穴位热敏高发部位上印堂、太阳、风池、风府、大椎、至阳、腰阳关等穴区进行穴位热敏探查,标记热敏穴位。
　　(二)治疗操作
　　1. 对于流鼻涕、打喷嚏、鼻塞、前额紧痛的风寒感冒,进行上印堂穴(图2-1)单点温和灸,可觉热感或紧压重感扩散至整个前额,灸至热敏灸感消失;继而对太阳穴(图2-2)进行双点温和灸,

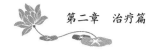

可觉热感扩散至两侧颞部,灸至热敏灸感消失。

2. 对于头项强痛的风寒感冒,进行大椎、风池穴(图2-3)三角温和灸,可觉热感透至深部并扩散至整个头项背部,灸至热敏灸感消失。

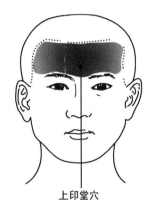

上印堂穴
定位:在额部,当两眉头之中间为
印堂穴,在印堂穴上1寸
功效:解表,疏利头目,通鼻窍

图 2-1

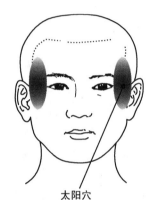

太阳穴
定位:在颞部,当眉梢与目外眦
之间,向后约一横指的凹陷处
功效:解表退热,清利头目

图 2-2

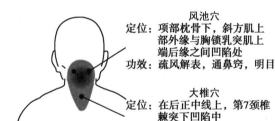

风池穴
定位:项部枕骨下,斜方肌上
部外缘与胸锁乳突肌上
端后缘之间凹陷处
功效:疏风解表,通鼻窍,明目

大椎穴
定位:在后正中线上,第7颈椎
棘突下凹陷中
功效:祛风解表,退热

图 2-3

3. 对于恶风、恶寒发热、全身乏力的风寒感冒,分别按序对风府、大椎、至阳、腰阳关穴(图2-4)循经往返和接力灸,振奋督脉阳气,祛寒解表,可觉热感沿头项背腰部督脉传导,灸至热敏灸感消失。

(三)灸疗疗程

每天2次,灸至症状消失。一般1~2天即可。

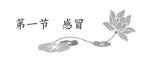

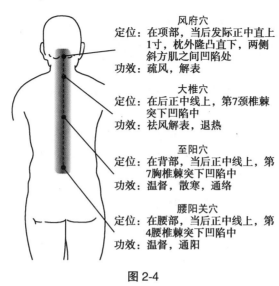

风府穴
定位：在项部，当后发际正中直上1寸，枕外隆凸直下，两侧斜方肌之间凹陷处
功效：疏风，解表

大椎穴
定位：在后正中线上，第7颈椎棘突下凹陷中
功效：祛风解表，退热

至阳穴
定位：在背部，当后正中线上，第7胸椎棘突下凹陷中
功效：温督，散寒，通络

腰阳关穴
定位：在腰部，当后正中线上，第4腰椎棘突下凹陷中
功效：温督，通阳

图2-4

三、验案举例

病例1：张某，男，27岁，因天气变化今晨起出现鼻塞、流清涕、打喷嚏、头痛、伴全身乏力酸痛。查体温：37.7℃。在大椎、右风池、上印堂穴区有明显透热现象。遂选取上印堂穴区行单点温和灸，即感热流如"水注"向深部灌注及向鼻根部传导，并觉前额"酸胀压迫感"，灸感持续大约15分钟后感鼻腔渐通，同时上印堂穴区感皮肤灼热后停灸。改换大椎、右风池穴热敏灸，自觉有热感扩散至整个颈项部，5分钟后向头顶部传导，10分钟后整个头颅均有温热感，灸感持续约30分钟后渐回缩并感施灸点皮肤灼热，停止热敏灸，完成一次治疗。治疗后感鼻塞、头痛明显减轻。查体温：36.8℃。嘱回家后避风寒，注意保暖。次日复诊，病情痊愈。

病例2：易某，女，30岁，昨日无明显诱因出现恶风，咽喉不适，自测体温：37.4℃，口服感冒冲剂疗效不佳。今晨起症状加重，兼感头项紧痛、全身乏力酸痛。经查，大椎、双风池穴可探及穴位热敏，当即行大椎、双风池穴三角温和灸，可觉热感扩散至整个头项背部并透至深部，15分钟后感热流呈片状上传，10分钟后整个头颅均有温热舒适感，灸感持续约15分钟后渐回缩并感双风池穴皮肤灼热，停灸；继灸大椎穴，扩热、传热灸感持续约5分钟后渐回缩

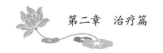

并感皮肤灼热,遂停灸,完成一次治疗。治疗后头项紧痛与全身酸痛明显好转,嘱回家后避风寒,注意保暖。次日复诊,诸症悉除。

四、专家提示

1. 感冒是常见病,要及时诊断及时治疗。自我治疗首先要明确诊断,很多传染病早期也可以出现类似感冒的症状,如果治疗效果不明显,需要到医院进一步检查,以免贻误病情。

2. 热敏灸有很好的祛寒解表作用,治疗感冒疗效可靠。灸疗还可以强身健体,预防感冒,如长期艾灸足三里、大椎等穴位,有预防感冒的作用。在治疗同时要多喝水、清淡饮食、多摄入富含维生素的食物,并注意休息,避风寒,保持室内空气流通。

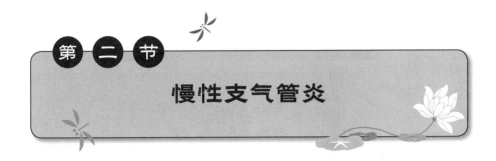

第二节

慢性支气管炎

慢性支气管炎是指气管、支气管黏膜及其周围组织的慢性非特异性炎症,临床表现为长期咳嗽、咳痰或伴有喘息,每年至少发病 3 个月以上,反复发作且不易恢复。体质虚弱者及老年人患病率较高。此外,长期吸烟,烟雾、粉尘或空气污染,气温突变可诱发此病。慢性支气管炎归于中医学"咳嗽"范畴,多为内伤咳嗽,因肺气亏虚,影响脾肾所致。

一、临床表现

1. 慢性咳嗽、咳痰,痰液多为白色泡沫状,合并有感染的可见黄色或黄绿色脓痰,每年持续 3 个月或以上,连续发作 2 年或更长时间。

2. 发病不足 3 个月,而有明确的医院检查依据(如 X 线、呼吸功能测定等)者亦可诊断。

二、治疗方法

按照热敏灸技术要点中"十六字技术要诀"对施灸部位与施灸剂量进行定位定量规范操作。

（一）热敏穴位探查

对穴位热敏高发部位大椎、至阳、命门、中府、肺俞、脾俞等穴区进行穴位热敏探查,标记热敏穴位。

（二）治疗操作

1. 大椎、至阳、命门穴（图 2-5）循经往返灸和接力灸,振奋督脉阳气,可觉热感沿头项背腰部督脉传导,灸至热敏灸感消失。

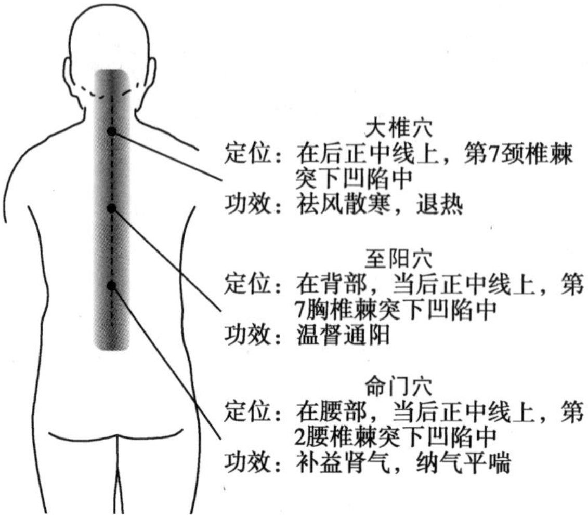

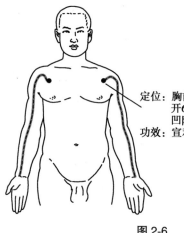

大椎穴
定位：在后正中线上，第7颈椎棘
　　　突下凹陷中
功效：祛风散寒，退热

至阳穴
定位：在背部，当后正中线上，第
　　　7胸椎棘突下凹陷中
功效：温督通阳

命门穴
定位：在腰部，当后正中线上，第
　　　2腰椎棘突下凹陷中
功效：补益肾气，纳气平喘

图 2-5

2. 中府穴（图 2-6）双点温和灸，可觉热感透至胸腔并传至上肢，灸至热敏灸感消失。

中府穴
定位：胸前壁外上方，前正中线旁
　　　开6寸，与第1肋间隙相平的
　　　凹陷处
功效：宣利肺气，止咳平喘，化痰

图 2-6

3. 肺俞穴（图 2-7）双点温和灸，可觉热感透至胸腔并向颈项传导，灸至热敏灸感消失。

4. 脾俞穴（图 2-8）双点温和灸，可觉热感透至深部或扩散至整个腰背部，灸至热敏灸感消失。

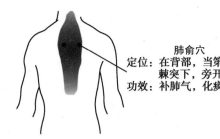

肺俞穴
定位：在背部，当第3胸椎
棘突下，旁开1.5寸
功效：补肺气，化痰，止咳

图2-7

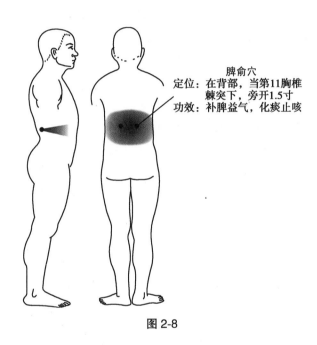

脾俞穴
定位：在背部，当第11胸椎
棘突下，旁开1.5寸
功效：补脾益气，化痰止咳

图2-8

（三）灸疗疗程

每次选取上述 1~2 组穴位，每天 1 次，10 次为 1 个疗程，疗程间休息 2~5 天，共 2~3 个疗程。

三、验案举例

病例 1：范某，男，60 岁，6 年前无明显诱因反复出现发热、咳嗽，咳白痰，晨起症状加重。每于天气变化外感风寒即咳嗽、咳痰。今又不慎感受风寒咳嗽、咳痰，来我科求诊。胸部正侧位 X 片示

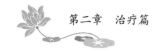

慢性支气管炎改变。在大椎穴、至阳穴探及穴位热敏。嘱俯卧位，于大椎穴、至阳穴区施循经往返灸 10 分钟，感热流呈片状扩散，故在至阳穴、大椎穴双点温和灸，感热流继向腰背部传导，并感热流徐徐入里且深透至前胸，灸感持续约 20 分钟后，热流渐回缩至至阳穴并感皮肤灼热，乃停灸。继灸大椎穴，仍有扩热、传热现象，灸感持续约 10 分钟后热流渐回缩至大椎穴且皮肤灼热，乃停灸，完成一次治疗。次日复诊，于双脾俞穴探及穴位热敏，施双点温和灸，即感扩透现象，5 分钟后热流汇合成片，整个腰部温热舒适，灸感持续约 30 分钟后回缩至双脾俞穴，并感皮肤灼热，乃停灸，完成一次治疗。按上述方法探敏治疗 20 次，症状消失，半年后随访未见复发。

病例 2：于某，男，64 岁，咳嗽、咳白色泡沫状痰 5 年余，每年冬春季发病，持续 2~3 个月，经治疗后症状能缓解。近日受寒后咳嗽、咳痰加剧，夜间为甚，痰白少而黏，伴胸闷，咳时胸胁引痛，来我科求诊。胸部正侧位 X 片示慢性支气管炎改变。经查，双肺俞穴附近可探及穴位热敏，立于双肺俞穴行双点温和灸，3 分钟后热流出现深透远传现象并汇合成片，自觉热感透至胸腔且向颈项和上肢肘关节传导，速在大椎穴施"接力"温和灸，感颈项及肩背部温热舒适，灸感持续约 40 分钟后回缩至大椎穴，并感皮肤灼热，乃停灸，继灸双肺俞穴，仍有透热现象，10 分钟后感皮肤灼热后停灸，完成一次治疗。灸后感觉舒适。按上述方法探敏治疗 25 次，症状消失，半年后随访未见复发。

四、专家提示

1. 热敏灸治疗本病有一定疗效，病情重者，应采取综合治疗。由其他心肺疾病引起的咳嗽，应积极治疗原发病。

2. 避风寒，清淡饮食，限烟酒，避免接触粉尘、烟雾和刺激性物质。

第 三 节

支气管哮喘

支气管哮喘是一种常见的过敏性疾病,多见反复发作性的喘息、气急、胸闷或咳嗽等症状,常在夜间或清晨发作、加剧。本病发病原因复杂,粉尘、花粉、螨虫、动物皮毛、鱼虾、药物、刺激性气体、寄生虫、温度急剧变化、过度疲劳等都可诱发。中医学认为哮喘的发生为宿痰内伏于肺,复加外感、饮食、情志、劳倦等因素,以致痰阻气道,肺失宣肃,肺气上逆而致本病。

一、临床表现

1. 多有过敏史或家族遗传史。症状为反复发作性喘息、呼吸困难、胸闷或咳嗽。本病多与接触变应原、冷空气、物理、化学性刺激有关。

2. 发作时双肺在呼气过程可听到散在或弥漫性的哮鸣音,呼气时间延长。

3. 上述症状可经治疗缓解或自行缓解。

二、治疗方法

按照热敏灸技术要点中"十六字技术要诀"对施灸部位与施灸剂量进行定位定量规范操作。

（一）热敏穴位探查

对穴位热敏高发部位大椎、至阳、命门、肺俞、神阙等穴区进行穴位热敏探查,标记热敏穴位。

（二）治疗操作

1. 大椎、至阳、命门穴（图 2-9）循经往返灸和接力灸,振奋督

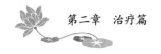

脉阳气,可觉热感沿头项背腰部督脉传导,灸至热敏灸感消失。

2. 肺俞穴(图 2-10)双点温和灸,可觉热感透至胸腔或扩散至整个背部并向上肢传导,灸至热敏灸感消失。

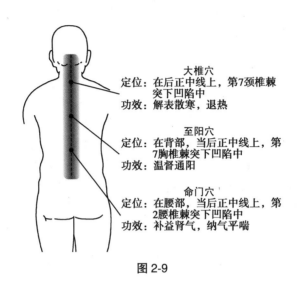

大椎穴
定位：在后正中线上,第7颈椎棘突下凹陷中
功效：解表散寒,退热

至阳穴
定位：在背部,当后正中线上,第7胸椎棘突下凹陷中
功效：温督通阳

命门穴
定位：在腰部,当后正中线上,第2腰椎棘突下凹陷中
功效：补益肾气,纳气平喘

图 2-9

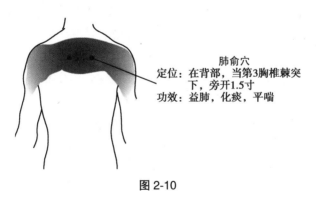

肺俞穴
定位：在背部,当第3胸椎棘突下,旁开1.5寸
功效：益肺,化痰,平喘

图 2-10

3. 神阙穴(图 2-11)单点温和灸,可觉热感透至腹腔,灸至热敏灸感消失。

（三）灸疗疗程

每次选取上述 1~2 组穴位,每天 1 次,10 次为 1 个疗程,疗程间休息 2~5 天,共 2~3 个疗程。

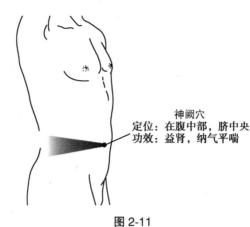

神阙穴
定位：在腹中部，脐中央
功效：益肾，纳气平喘

图 2-11

三、验案举例

病例 1：高某，女，43 岁，2 年前受寒后出现胸闷、气憋，呼吸困难，无法平卧休息，经治疗症状缓解。但该症每逢冬春季节天气变化时发作，诊断为支气管哮喘。今来我科诊治。经查左肺俞、至阳、命门穴三穴出现穴位热敏。于左肺俞穴处施温和灸，即感热流深透远传，约 5 分钟后，感左腋部温热舒适，约 20 分钟后，热感沿上臂内侧下行，到肘尖附近停止。30 分钟后，热流渐回缩至左肺俞穴且感皮肤灼热，遂停灸。改灸至阳穴、命门穴区，先给予循经往返灸 5 分钟，热流沿后背正中向上传导，遂在至阳穴、命门穴双点温和灸，数分钟后，感热流徐徐入里，渐深透至前胸，顿感整个前胸温热，灸感持续约 30 分钟后热流渐回缩至至阳穴，并感皮肤灼热乃停灸至阳穴，此时命门穴仍有透热现象，续灸 10 分钟后灸感消失，且感皮肤灼热，遂停灸，完成一次热敏灸治疗。次日复诊，神阙穴探及穴位热敏，于该穴施温和灸，感热流逐渐扩散，5 分钟后可觉热感透至腹腔，灸感持续约 35 分钟后透、扩现象消失并感皮肤灼热，乃停灸，完成一次热敏灸治疗。按上述方法连续探敏治疗30 次，发作性胸闷、气憋未见发作，6 个月后随访未见发作。

病例 2：甘某，女，57 岁，5 年前无明显诱因出现胸闷、气憋，呼吸困难，不能平卧，咳嗽，咳白痰，恶寒、腰膝酸软。经治疗该症控制，诊断为"哮喘"。但每于劳累或受寒后该症即发作。胸部正侧

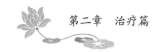
位 X 线片示:心肺未见明显异常。前来我科诊治。现症:胸闷、气憋,呼吸困难,不能平卧,咳嗽,咳白痰,恶风寒,经查在神阙、双肺俞出现穴位热敏,于神阙穴施热敏灸,立感热流如水注向腹腔深部灌注,上腹部明显热流涌动,并向胸腔传导,异常舒适,该灸感持续约 30 分钟后渐回缩至神阙穴,并感皮肤灼热,乃停灸,改灸双肺俞穴,数分钟后感热流扩散汇合一起,并向肩背部深部缓缓渗透,似感整个胸部温暖舒适,灸感持续约 15 分钟后回缩至双肺俞穴,5分钟后感皮肤灼热后停灸,完成一次治疗。次日复诊,于至阳穴探查有穴位热敏,立灸至阳穴,沿后背正中向上传导,感颈项肩背部温热舒适,20 分钟后,感热流徐徐入里,渐深透至前胸,整个前胸温热、舒适,灸感持续约 25 分钟后热流渐回缩至至阳穴,并感皮肤灼热,乃停灸,完成一次治疗。治疗后感胸闷、气促均有好转,按上述方法探敏治疗 35 次,胸闷、气憋、呼吸困难等症未见,6 个月后随访未见复发。

四、专家提示

1. 热敏灸治疗缓解期和慢性持续期哮喘均有满意疗效。如由心肺疾病等其他疾病引起的喘息、胸闷、咳嗽症状,要积极治疗原发病。

2. 饮食宜清淡,忌油腻,避风寒,有明确过敏史的病人应避免接触过敏原。

第 四 节

消化性溃疡

消化性溃疡是指发生在消化道内壁上的溃疡性病变,包括胃和十二指肠溃疡。临床上以慢性周期性节律性发作的上腹部疼痛为主要表现,常兼有嗳气泛酸、恶心呕吐、上腹闷胀、腹泻或便秘等症。本病多由饮食无规律,进食生、冷、硬和刺激性食物,精神紧张诱发或加重。中医学认为此病多为外邪内侵、饮食不节、情志失调、劳累过度所致,与肝脾两脏功能失调关系密切。

一、临床表现

1. 慢性、周期性、节律性上腹痛,伴有嗳气、反酸、恶心、呕吐等症状。

2. 有上消化道出血或穿孔病史。

二、治疗方法

按照热敏灸技术要点中"十六字技术要诀"对施灸部位与施灸剂量进行定位定量规范操作。

(一)热敏穴位探查

对穴位热敏高发部位中脘、天枢、胃俞、阴陵泉等穴区进行穴位热敏探查,标记热敏穴位。

(二)治疗操作

1. 中脘穴(图2-12)单点温和灸,可觉热感透至腹腔内或扩散至整个上腹部,灸至热敏灸感消失。

2. 天枢穴(图2-12)双点温和灸,可觉热感透至腹腔或沿两侧扩散至腰部,灸至热敏灸感消失。

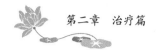

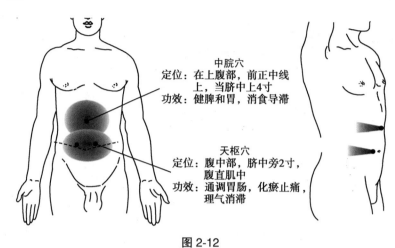

中脘穴
定位：在上腹部，前正中线
上，当脐中上4寸
功效：健脾和胃，消食导滞

天枢穴
定位：腹中部，脐中旁2寸，
腹直肌中
功效：通调胃肠，化瘀止痛，
理气消滞

图 2-12

3. 胃俞穴（图 2-13）双点温和灸，可觉热感透至深部或扩散至整个背腰部，灸至热敏灸感消失。

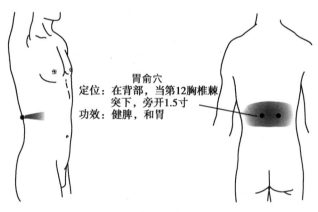

胃俞穴
定位：在背部，当第12胸椎棘
突下，旁开1.5寸
功效：健脾，和胃

图 2-13

4. 阴陵泉（图 2-14）双点温和灸，部分可直接传到腹部，如感传仍不能上至腹部，再取一支点燃的艾条放置感传所达部位的近心端点，进行温和灸，依次接力使感传到达腹部，最后将两支艾条分别固定于阴陵泉和腹部进行温和灸，灸至热敏灸感消失。

（三）灸疗疗程

每次选取上述 1~2 组穴位，每天 1 次，10 次为 1 个疗程，疗程间休息 2~5 天，共 2~3 个疗程。

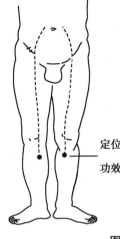

阴陵泉穴
定位：小腿内侧，胫骨内侧髁
后下方凹陷处
功效：运中焦，健脾胃，化湿滞

图 2-14

三、验案举例

病例 1：付某，男，40 岁，6 年前因饮食不规律出现上腹部胀痛不适，伴嗳气、反酸，常于餐后 15 分钟后出现，持续 1~2 小时后逐渐缓解。采用西药治疗后症状可减轻，但仍反复发作。胃镜检查示胃溃疡，大便潜血阳性。现症：上腹部胀痛不适，伴嗳气、反酸，在中脘、左阴陵泉穴探及穴位热敏，于中脘穴处施单点温和灸，感上腹部片状温热，热流徐徐入里，10 分钟后感热流在胃里团团涌动，继续热敏灸 8 分钟后热流呈片状沿前胸正中上传至胸口，恶心感顿消，20 分钟后热流沿传导路线渐回缩至中脘穴，感皮肤灼热后停灸中脘穴，继续换灸左阴陵泉穴，5 分钟后热流沿大腿内侧上传，经施"接力"温和灸，热流上传至左腹部，自觉热流在左上腹部涌动，且向深部扩散，20 分钟后热流沿传导路线回缩至左阴陵泉穴，感皮肤灼热后停灸，完成一次热敏灸治疗。按上述方法探敏治疗 20 次，上腹部已无胀痛、嗳气、反酸等症。嘱平时注意饮食规律，一年后随访未复发。

病例 2：杨某，男，35 岁，3 年前因饮食无规律出现上腹部疼痛，伴嗳气、反酸、恶心、呕吐等症状，症状多在餐后 2~3 小时出现，进餐后可完全缓解。医院检查诊断为"十二指肠溃疡"。采用中西药

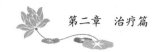

治疗后症状缓解,但仍经常发作。1周前因不规则进餐而复出现上述症状,于双胃俞穴探及穴位热敏现象,当即施热敏灸,10分钟后可觉热感透至深部并扩散至整个背腰部,该灸感持续约30分钟后透热现象消失,但仍有扩热现象,续灸5分钟后热流渐回缩至施灸点,并感皮肤灼热乃停灸,完成一次热敏灸治疗。次日复诊,嗳气、反酸减轻,并于双天枢穴探及穴位热敏,故对双天枢穴进行双点温和灸,3分钟后热流汇合成片并向腹部深处渗透,感腹部热流涌动,该灸感持续约30分钟后渐回缩至双天枢穴并感皮肤灼热,乃停灸,完成一次热敏灸治疗。按上述方法探敏治疗25次,症状消失,1年后随访未复发。

四、专家提示

1. 热敏灸能加强胃动力、促进胃排空,调节胃酸分泌,增强胃黏膜修复功能,有利于胃溃疡的愈合,对治疗此病有较好的疗效。在治疗过程中,如果腹痛加重,或出现黑便,应及时到医院就诊,以免延误病情。

2. 调情志,注意胃部保暖,限烟酒,忌生、冷、硬和刺激性食物。

第五节

功能性消化不良

功能性消化不良是指上腹疼痛或不适、早饱、胀气、恶心等一组特定的上消化道症状,并排除器质性疾病,症状可持续或反复发作。中医学认为此病病位在胃,涉及肝、脾两脏,多因饮食不节,损伤脾胃;或忧思恼怒,损伤肝脾;或中气不足,外邪内侵等,使脾失健运,胃失和降导致中焦气机阻滞,脾胃升降失常,胃肠运动功能紊乱而发病。

一、临床表现

1. 有上腹疼痛、饱胀、早饱、嗳气、食欲不振、恶心呕吐等上腹不适症状,至少持续4周。

2. 内镜检查无食管、胃及十二指肠溃疡、糜烂、肿瘤等器质性病变,也无上述疾病史。

二、治疗方法

按照热敏灸技术要点中"十六字技术要诀"对施灸部位与施灸剂量进行定位定量规范操作。

(一)热敏穴位探查

对穴位热敏高发部位天枢、中脘、关元、肝俞、膈俞、上巨虚等穴区进行穴位热敏探查,标记热敏穴位。

(二)治疗操作

1. 天枢穴(图2-15)双点温和灸,自觉热感深透至腹腔或沿两侧扩散至腰部,灸至热敏灸感消失。

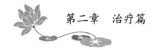

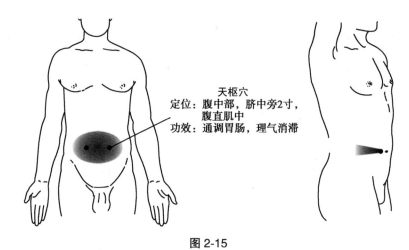

天枢穴

定位：腹中部，脐中旁2寸，腹直肌中

功效：通调胃肠，理气消滞

图 2-15

2. 中脘、关元穴（图 2-16）双点温和灸，可觉热感透至腹腔内，灸至热敏灸感消失。

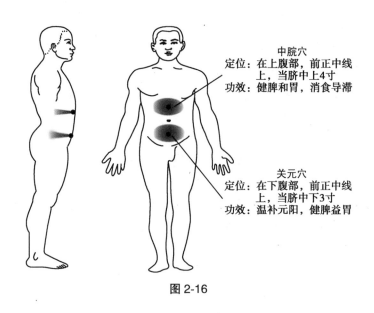

中脘穴

定位：在上腹部，前正中线上，当脐中上4寸

功效：健脾和胃，消食导滞

关元穴

定位：在下腹部，前正中线上，当脐中下3寸

功效：温补元阳，健脾益胃

图 2-16

3. 肝俞穴（图 2-17）双点温和灸，自觉热感深透至腹腔或扩散至背腰部，灸至热敏灸感消失。

4. 膈俞穴（图 2-17）双点温和灸,自觉热感深透至腹腔或扩散至背腰部或沿两侧扩散至胸部,灸至热敏灸感消失。

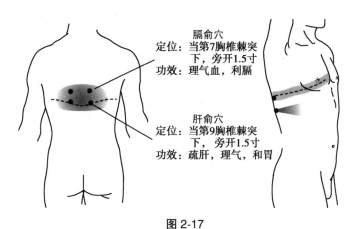

膈俞穴
定位：当第7胸椎棘突下,旁开1.5寸
功效：理气血,利膈

肝俞穴
定位：当第9胸椎棘突下,旁开1.5寸
功效：疏肝,理气,和胃

图 2-17

5. 上巨虚穴（图 2-18）双点温和灸,自觉热感深透,或向上或向下沿足阳明胃经传导,灸至热敏灸感消失。

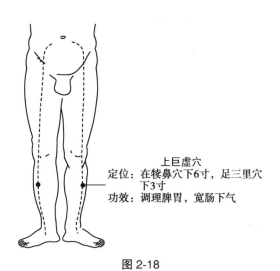

上巨虚穴
定位：在犊鼻穴下6寸,足三里穴下3寸
功效：调理脾胃,宽肠下气

图 2-18

（三）灸疗疗程

每次选取上述 1~2 组穴位,每天 1 次,10 次为 1 个疗程,疗程间休息 2~5 天,共 2~3 个疗程。

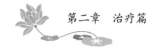

三、验案举例

病例 1：郑某，女，45 岁，2 年前无明显诱因出现嗳气，上腹部胀闷不适，自服健胃消食片后症状消除，半月后该症复现，并感食欲不佳，恶心，呕吐，且呕出当餐食物，给予中、西医治疗症状缓解，后每于饱餐后即出现上腹胀满、嗳气。体检、胃镜及各种实验室检查未见明显异常，诊断为功能性消化不良。经查，于双肝俞、中脘穴探及穴位热敏，即在双肝俞穴施双点温和灸，立感热流扩散并汇合一处，3 分钟后感热流徐徐入里，并向右侧背腰部扩散，该灸感持续约 10 分钟，热流呈线形渐回缩至右肝俞，并感右肝俞穴皮肤灼热，乃停灸右肝俞穴，5 分钟后，热流继续回缩至左肝俞穴并感皮肤灼热，乃停灸左肝俞穴。继对中脘穴行热敏灸，立感透热，深达 2 寸许，5 分钟后，热流呈线形向上涌动直达剑突下，并感热流在上腹部团团涌动，且向深部扩散，自觉上腹胀闷、恶心、嗳气症状消失，该灸感持续 10 分钟，热流渐回缩至中脘穴，乃停灸，完成一次热敏灸治疗。次日复诊，于左上巨虚穴探及穴位热敏，立感热流呈片状沿小腿外侧向上传导，经施"接力"热敏灸，热流于 30 分钟后上传于上腹，该灸感持续约 15 分钟后热流渐回缩至左上巨虚穴，并感皮肤灼热，乃停灸，完成一次热敏灸治疗。按上述方法探敏治疗 15 次，症状消失，半年后随访未复发。

病例 2：高某，女，55 岁，1 年前饱餐后感上腹部胀满不适，嗳气，迁延 1 月余。后每于饥饱失常或不规律饮食而出现上述症状，经中、西医治疗效果不佳。胃镜及各种实验室检查未见明显异常，诊断为功能性消化不良。现感上腹部胀满不适，食欲差、神疲乏力。于双膈俞、双天枢穴探及穴位热敏，即行双天枢穴双点温和灸，数分钟后感热流如"水注"向腹腔深部灌注，并向下腹涌动，整个下腹部感到滚烫，自觉下腹温度明显高于施灸点皮温，灸感持续约 30 分钟后下腹热流渐回缩至双天枢穴并感皮肤灼热后停灸，改于双膈俞穴施热敏灸，数分钟后感热流扩散并汇合一处，10 分钟后热流由胸背部渐深透至上腹部，感热流涌动，整个上腹部温热舒适，该灸感持续约 35 分钟后热流渐回缩至胸背部，且感施灸

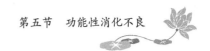

点皮肤灼热,乃停灸,完成一次热敏灸治疗。次日复诊,上腹部胀满减轻。按上述方法探敏治疗 15 次,症状消失。半年后随访未见复发。

四、专家提示

1. 热敏灸能温胃散寒、促进胃动力,加强胃排空,疗效可靠,无任何毒副作用。

2. 加强体育锻炼,调畅情志,保持良好的饮食习惯,避免进食肥甘厚腻及刺激性食物。

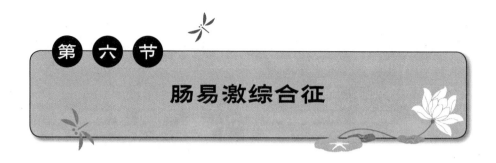

第 六 节

肠易激综合征

肠易激综合征系指腹痛、腹胀、排便习惯和大便性状异常的一组症状。其共同特征是胃肠运动功能改变或内脏器官的敏感性异常,病变有关部位包括结肠、小肠、胃、食管等整个消化道。中医学认为本病多由外感时邪、饮食不节、情志失调及素体阳虚等引起气机失调所致,与肝、脾、胆、大小肠功能失调有关。

一、临床表现

1. 以腹痛、腹胀、腹泻或便秘为主,可伴有全身性神经官能症状。

2. 一般情况良好,无消瘦及发热,系统体检仅发现腹部压痛。

3. 多次(至少3次)粪便常规及培养均阴性,粪便隐血试验阴性。

二、治疗方法

按照热敏灸技术要点中"十六字技术要诀"对施灸部位与施灸剂量进行定位定量规范操作。

(一)热敏穴位探查

对穴位热敏高发部位关元、天枢、大肠俞、命门、足三里等穴区进行穴位热敏探查,标记热敏穴位。

(二)治疗操作

1. 关元、天枢穴(图2-19)三角温和灸,自觉热感深透至腹腔或沿两侧扩散至腰部,灸至热敏灸感消失。

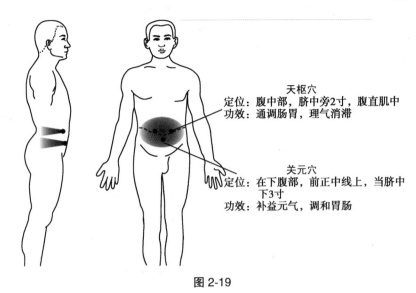

天枢穴
定位：腹中部，脐中旁2寸，腹直肌中
功效：通调肠胃，理气消滞

关元穴
定位：在下腹部，前正中线上，当脐中下3寸
功效：补益元气，调和胃肠

图 2-19

2. 大肠俞、命门穴（图 2-20）三角温和灸，自觉热感深透至腹腔或扩散至腰骶部或向下肢传导，灸至热敏灸感消失。

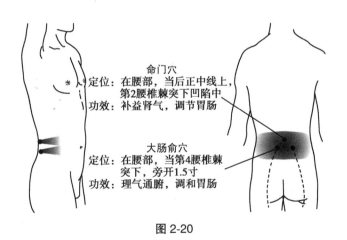

命门穴
定位：在腰部，当后正中线上，第2腰椎棘突下凹陷中
功效：补益肾气，调节胃肠

大肠俞穴
定位：在腰部，当第4腰椎棘突下，旁开1.5寸
功效：理气通腑，调和胃肠

图 2-20

3. 足三里穴（图 2-21）双点温和灸，部分的感传可直接到达腹部，如感传仍不能上至腹部者，再取一支点燃的艾条放置感传所达部位的近心端点，进行接力灸使感传到达腹部，最后将两支艾条分别固定于足三里与腹部进行温和灸，灸至热敏灸感消失。

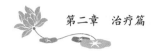

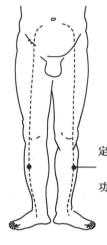

足三里穴
定位：小腿前外侧，外膝眼(犊鼻)
下3寸，胫骨前缘外一横指
(中指)处，当胫骨前肌中
功效：调理脾胃，宽肠理气

图 2-21

（三）灸疗疗程

每次选取上述 1~2 组穴位，每天 1 次，10 次为 1 个疗程，疗程间休息 2~5 天，共 2~3 个疗程。

三、验案举例

病例 1：章某，女，44 岁，2 年前无明显诱因出现左下腹胀闷不适，多于排便后缓解。后症状渐加重，并出现腹泻，大便多呈稀糊状，每日 2~3 次，伴头紧、头晕等。经治疗症状得到缓解。每于天气变化或饮食不慎即反复发作，近 1 周来症状加重，睡眠差，并感焦虑不安。行肠镜及实验室检查未见异常，诊断为肠易激综合征。经查，在左足三里穴探及穴位热敏，即行左足三里穴单点温和灸，立感热流呈片状沿小腿外侧向上传导，经施"接力"热敏灸，热流于 30 分钟后上传于左上腹，该灸感持续约 25 分钟后热流渐回缩至左足三里穴，并感皮肤灼热，乃停灸，完成一次热敏灸治疗。次日复诊于关元穴、双天枢穴探及穴位热敏，于关元穴、双天枢穴施三角热敏灸，于数分钟后感热流缓缓渗入腹腔，并向左下腹涌动，整个左下腹部感滚烫温热，自觉左下腹热明显高于施灸点皮温，灸感持续约 40 分钟后左下腹热流渐回缩至关元穴并感皮肤灼热，关元穴乃停灸，双天枢穴仍有透热现象，继灸数分钟后，双天枢穴先后感皮肤灼热,遂停灸,完成一次热敏灸治疗。按上述方法探敏治疗 20 次,左下腹无疼痛,大便黄软成形,每日 1 次,精神、睡眠均明显好转。半年后随访,未复发。

病例 2:杨某,男,45 岁,2 年前开始出现下腹部胀闷不适,偶感腹痛,纳可,伴焦虑不安、头痛、头晕等症。近 3 个月出现大便干结,3~4 天一次,粪块呈球状有黏液。肠镜及实验室检查未见异常,诊断为肠易激综合征。就诊时,于左足三里穴发现穴位热敏,即对左足三里穴施单点温和灸。数分钟后出现远传现象,3 分钟后热流呈线状沿下肢外侧上行,15 分钟后传于左梁丘穴,即于该穴施"接力"热敏灸,产生"跳跃"式传导,约 5 分钟后左下腹感酸胀,似有蚁行。左下腹灸感持续约 20 分钟后消失,2 分钟后,左梁丘穴感皮肤灼热,乃停灸,4 分钟后热流继续沿传导路线渐回缩至左足三里穴,并感皮肤灼热乃停灸,完成一次热敏灸治疗。次日复诊,晨起如厕一次,大便稍干结。且于双大肠俞穴探及穴位热敏,即施双点温和灸,1 分钟后诉热流深入腰部,并向四周扩散,5 分钟后热流汇合成片并感腰骶部酸胀,20 分钟后热流沿腰部传至小腹,并在腹部深处涌动,整个小腹酸胀舒适,该灸感持续约 15 分钟后沿传导路线渐回缩至双大肠俞穴,仍有轻微透热现象,继灸约 5 分钟后感皮肤灼热乃停灸,完成一次热敏灸治疗。按上述方法探敏治疗 25 次,下腹无胀闷不适,大便黄软成形,每日 1 次,睡眠佳。嘱调情志,睡前自灸双天枢穴,每穴半小时,每日 1 次,连续 1 个月,以巩固疗效。半年后随访未见复发。

四、专家提示

1. 热敏灸对肠易激综合征疗效肯定,临床可作为首选疗法。

2. 加强锻炼,增进体质,保持情绪舒畅,睡眠充足,少食多餐,避免刺激性食物和过冷过热的饮食,限烟酒,避风寒。

第 七 节

功能性便秘

功能性便秘是由于肠动力不足引起的大便秘结不通，排便间隔时间延长，或有便意，但排便不畅。中医学认为本病多由大肠有热，或气滞、痰凝、阴阳气血亏虚，使大肠功能失常所致。常与肺、脾、肾有关。

一、临床表现

1. 排便次数减少，3 天以上 1 次，甚至 1 周 1 次，粪便干燥坚硬。
2. 重者大便艰难，排便时肛门疼痛，肛裂等。

二、治疗方法

按照热敏灸技术要点中"十六字技术要诀"对施灸部位与施灸剂量进行定位定量规范操作。

（一）热敏穴位探查

对穴位热敏高发部位天枢、大肠俞、次髎、上巨虚等穴区进行穴位热敏探查，标记热敏穴位。

（二）治疗操作

1. 天枢穴（图 2-22）双点温和灸，自觉热感深透至腹腔或沿两侧扩散至腰部，灸至热敏灸感消失。

2. 大肠俞穴（图 2-23）双点温和灸，自觉热感深透至腹腔或向两侧扩散沿带脉传至腹部，灸至热敏灸感消失。

3. 次髎穴（图 2-24）双点温和灸，自觉热感深透至腹腔或扩散至腰骶部或向下肢传导，灸至热敏灸感消失。

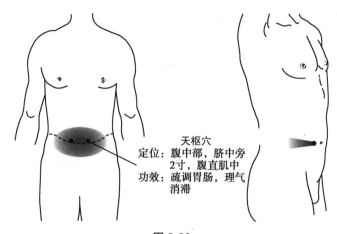

天枢穴
定位：腹中部，脐中旁 2寸，腹直肌中
功效：疏调胃肠，理气消滞

图 2-22

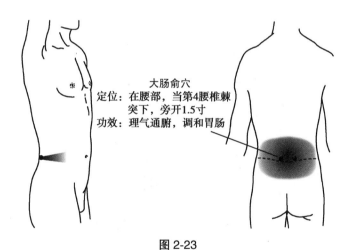

大肠俞穴
定位：在腰部，当第4腰椎棘突下，旁开1.5寸
功效：理气通腑，调和胃肠

图 2-23

4. 上巨虚穴（图 2-25）双点温和灸，部分的感传可直接到达腹部，如感传仍不能上至腹部者，再取一支点燃的艾条放置感传所达部位的近心端点，进行接力灸，使感传到达腹部，最后将两支艾条分别固定于上巨虚和腹部进行温和灸，灸至热敏灸感消失。

（三）灸疗疗程

每次选取上述 1~2 组穴位，每天 1 次，10 次为 1 个疗程，疗程间休息 2~5 天，共 2~3 个疗程。

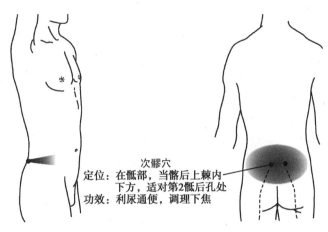

次髎穴
定位：在骶部，当髂后上棘内
下方，适对第2骶后孔处
功效：利尿通便，调理下焦

图 2-24

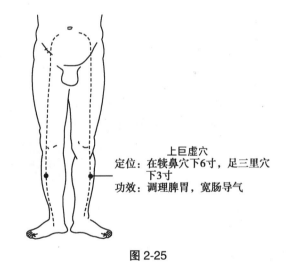

上巨虚穴
定位：在犊鼻穴下6寸，足三里穴
下3寸
功效：调理脾胃，宽肠导气

图 2-25

三、验案举例

病例1：谷某，女，58岁，反复便秘10余年。4~5天解大便1次，便干成羊屎状，口干，自服中、西泻药，症状可缓解。就诊时在双大肠俞、左上巨虚穴附近探及穴位热敏。即于双大肠俞穴施双点温和灸，于数分钟后感热流徐徐入里，15分钟后，两股热流汇合成片，并向腹腔深部涌动，顿感整个腹部温热舒适，约35分钟后热流渐回缩至双大肠俞穴并感皮肤灼热乃停灸，改灸左上巨虚穴，数分钟后感热流入里,20分钟后热流呈片状沿下肢外侧上行,经施"接力"热敏灸,10分钟后左侧小腹感酸胀温热,似有蚁行,该灸感持续约20分钟后沿传导路线渐回缩至左上巨虚穴,仍有轻微透热现象,继灸该穴5分钟后感皮肤灼热乃停灸,完成一次热敏灸治疗。次日复诊继按此法施热敏灸,第3日解出大便1次,继按上述治疗方案治疗5次后每2~3天解大便1次,大便尚通畅。嘱睡前自灸上巨虚穴半小时,每日1次,连续10天,以巩固疗效。10日后复诊,每天大便1次,大便通畅。

病例2:陈某,男,61岁,7年前开始出现排便困难,始每3~4天排便1次,后渐加重,每5~7天大便1次,伴头晕、乏力。曾自服中、西泻药,症状可缓解。就诊时于双天枢穴探及穴位热敏。即施双点温和灸,数分钟后感热流如"水注"向腹腔深部灌注,并向下腹涌动,立感整个下腹滚烫,自觉下腹温度明显高于施灸点皮温,该灸感持续约35分钟后热流渐回缩至双天枢穴,2分钟后感皮肤灼热乃停灸,完成一次热敏灸治疗。治疗当晚即排便1次,按上述方法治疗10次,每2~3天自行解大便1次,大便通畅,已无头晕、乏力等症状。嘱睡前自灸天枢穴,每穴半小时,每日1次,连续7天以巩固疗效。3个月随访,未见复发。

四、专家提示

1. 热敏灸具有调整肠道动力的作用,治疗功能性便秘疗效确切。

2. 养成定期排便的好习惯,适当进行体育锻炼,以增强肠道蠕动,促进排便。养成良好的饮食习惯,多吃蔬菜、水果,少吃辛辣食物。

第八节

原发性痛经

原发性痛经主要表现为从月经初潮开始,行经前后或月经期出现下腹疼痛、坠胀,伴腰酸或其他不适症状如头痛、乏力、头晕、恶心、呕吐、腹泻、腹胀、腰腿痛等,但生殖器官无器质性病变。中医学认为此病多因气滞血瘀、寒凝胞中、湿热下注、气血虚弱等引起,其中气滞血瘀者最多见。

一、临床表现

1. 患者于行经前后或月经期下腹疼痛、坠胀不适、腰骶酸重。

2. 可伴头痛、乏力、头晕、恶心、呕吐、腹泻、腹胀等症状。

3. 辅助检查如 B 超、宫腔镜等均未发现器质性病变。

二、治疗方法

按照热敏灸技术要点中"十六字技术要诀"对施灸部位与施灸剂量进行定位定量规范操作。

(一)热敏穴位探查

对穴位热敏高发部位关元、子宫、次髎、三阴交等穴区进行穴位热敏探查,标记热敏穴位。

(二)治疗操作

1. 关元、子宫穴(图 2-26)三角温和灸,自觉热感透至腹腔并扩散至整个腹部,灸至热敏灸感消失。

2. 次髎穴(图 2-27)双点温和灸,自觉热感深透至腹腔或扩散至腰骶部或向下肢传导,灸至热敏灸感消失。

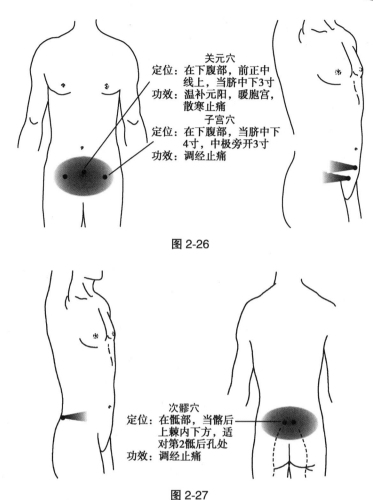

关元穴
定位：在下腹部，前正中
线上，当脐中下3寸
功效：温补元阳，暖胞宫，
散寒止痛

子宫穴
定位：在下腹部，当脐中下
4寸，中极旁开3寸
功效：调经止痛

图 2-26

次髎穴
定位：在骶部，当髂后
上棘内下方，适
对第2骶后孔处
功效：调经止痛

图 2-27

3. 三阴交穴（图 2-28）双点温和灸，部分的感传可直接到达腹部，如感传仍不能上至腹部，再取一支点燃的艾条放置感传所达部位的近心端，进行温和灸，依次接力使感传到达腹部，最后将两支艾条分别固定于三阴交和腹部进行温和灸，灸至热敏灸感消失。

（三）灸疗疗程

每次选取上述 2 组穴位，每天 1 次，自月经临来前 3 天开始，连续 5 天为 1 个疗程，共 3 个月经周期。

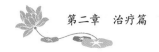

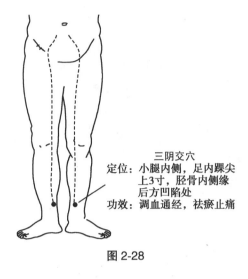

三阴交穴
定位：小腿内侧，足内踝尖
上3寸，胫骨内侧缘
后方凹陷处
功效：调血通经，祛瘀止痛

图 2-28

三、验案举例

病例 1：于某，女，26 岁，自 13 岁初潮以来每于月经临行之时，感小腹胀满剧痛，伴手足不温，甚则面色苍白，全身冷汗。经治疗效果不佳。就诊时小腹胀满疼痛半小时，头出冷汗，面色苍白。治疗时在双子宫、左三阴交穴探及穴位热敏，同时于双子宫穴施双点热敏灸，立感整个下腹部深处热流涌动，酸胀疼痛感消失，异常舒适，该灸感持续约 30 分钟后热流渐回缩至施灸点，并感皮肤灼热，乃停灸，改灸左三阴交穴，热流徐徐入里，约 5 分钟后热流呈线状沿小腿内侧上行，经施"接力"热敏灸，热流上行至左下腹部，感左下腹部温热舒适，灸感持续约 20 分钟后渐回缩至左三阴交穴，继灸 10 分钟感皮肤灼热遂停灸，完成一次热敏灸治疗。次日复诊无任何不适。嘱每于月经临行前 3 天，自灸关元、三阴交穴，每穴半小时，每日 1 次，连续 5 天，坚持 3 个月经周期，以巩固疗效。半年后随访，未复发。

病例 2：张某，女，20 岁，15 岁初潮，月经基本正常，2 年前因经期食冷饮，此后每于月经临行之时感小腹酸胀疼痛，遇热痛减，伴腰骶及双下肢酸痛，浑身无力。就诊时小腹胀满疼痛 2 小时，浑身无力，于双次髎穴探及穴位热敏。行双点温和灸，腰背部顿感片状温热并向下腹部传导,20分钟后,热流渗入腹腔,感异常舒适,小腹胀满疼痛、头出冷汗等症顿减。该灸感持续约2小时热感渐回缩至双次髎穴,且仍有轻微透热现象,继灸5分钟灸处皮肤感灼热乃停灸,完成一次热敏灸治疗。灸后仅感小腹轻微胀满,已无疼痛。次日复诊诉无任何不适。嘱每于月经临行前3天灸关元、三阴交穴,每穴半小时,每日1次,连续5天,坚持3个月经周期。半年后随访未见复发。

四、专家提示

1. 热敏灸具有温肾暖宫、活血化瘀的功效,治疗原发性痛经疗效确切。月经前后和行经期应注意保暖,避免受凉,忌劳累。

2. 注意精神调养,解除心理焦虑,使情绪舒畅。

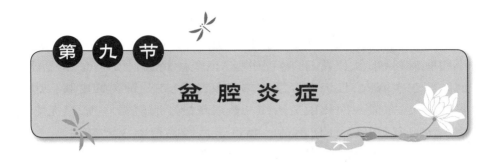

第九节

盆腔炎症

盆腔炎症指女性上生殖道及其周围组织的炎症,主要包括子宫内膜炎、输卵管炎、输卵管卵巢脓肿、盆腔腹膜炎等。中医学认为多由湿热、湿毒、瘀血内阻所致。

一、临床表现

1. 腹痛、腰痛、肛门坠胀不适,多在劳累、性交后、排便及月经前后加重。急性期可伴有发热。

2. 可伴有不同程度的月经失调,表现为经量增多,不规则阴道流血或痛经等。

3. 白带色、质异常。

二、治疗方法

按照热敏灸技术要点中"十六字技术要诀"对施灸部位与施灸剂量进行定位定量规范操作。

(一)热敏穴位探查

对穴位热敏高发部位腰阳关、次髎、关元、子宫、三阴交、阴陵泉等穴区进行穴位热敏探查,标记热敏穴位。

(二)治疗操作

1. 腰阳关、次髎穴(图2-29)三角温和灸,自觉热感深透至腹腔或扩散至腰骶部或向下肢传导,灸至热敏灸感消失。

2. 关元、子宫穴(图2-30)三角温和灸,自觉热感向深部穿透至腹腔,灸至热敏灸感消失。

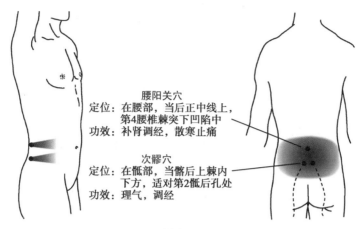

腰阳关穴
定位：在腰部，当后正中线上，第4腰椎棘突下凹陷中
功效：补肾调经，散寒止痛

次髎穴
定位：在骶部，当髂后上棘内下方，适对第2骶后孔处
功效：理气，调经

图 2-29

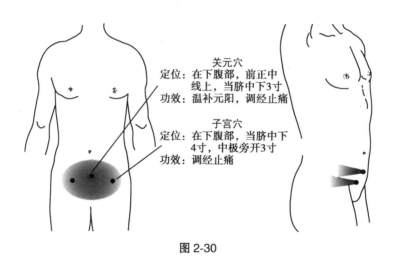

关元穴
定位：在下腹部，前正中线上，当脐中下3寸
功效：温补元阳，调经止痛

子宫穴
定位：在下腹部，当脐中下4寸，中极旁开3寸
功效：调经止痛

图 2-30

　　3. 三阴交穴（图 2-31）双点温和灸，部分的感传可直接到达腹部，如感传仍不能上至腹部者，再取一支点燃的艾条放置感传所达部位的近心端点，进行温和灸，依次接力使感传到达腹部，最后将两支艾条分别固定于三阴交和腹部进行温和灸，灸至热敏灸感消失。

　　4. 阴陵泉穴（图 2-32）双点温和灸，部分的感传可直接到达腹部，如感传仍不能上至腹部者，再取一支点燃的艾条放置感传所达部位的近心端点，进行温和灸，依次接力使感传到达腹部，最后

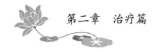

将两支艾条分别固定于阴陵泉和腹部进行温和灸，灸至热敏灸感消失。

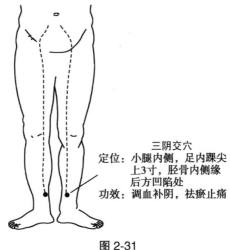

三阴交穴
定位：小腿内侧，足内踝尖
上3寸，胫骨内侧缘
后方凹陷处
功效：调血补阴，祛瘀止痛

图 2-31

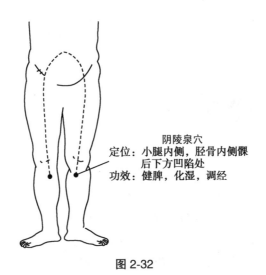

阴陵泉穴
定位：小腿内侧，胫骨内侧髁
后下方凹陷处
功效：健脾，化湿，调经

图 2-32

（三）灸疗疗程

每次选取上述 2 组穴位，每天 1 次，连续 10 天为 1 个疗程，共
3~5 个疗程。

60

三、验案举例

病例 1：黄某，女，38 岁，2 年前因过度劳累后出现下腹部疼痛，白带增多，诊断为急性盆腔炎。经治疗上述症状消失，但劳累及月经前后常感下腹坠胀、疼痛，月经量增多，虽经治疗疗效不佳。现感下腹坠胀、隐隐作痛，并感腰骶部酸痛，查及双次髎、腰阳关三穴有穴位热敏，即行三角温和灸，数分钟后热流汇合成片，10 分钟后呈片状沿右侧腰部传至小腹，感整个小腹酸胀舒适，灸感持续约 20 分钟后渐回缩至腰阳关，并感皮肤灼热，乃停灸腰阳关穴，继灸双次髎穴仍有透热现象，5 分钟后，施灸点皮肤灼热遂停灸，完成一次热敏灸治疗。次日复诊，诉下腹坠胀、疼痛稍有所减轻，按上述方法每月治疗 7~8 次，连续 4 个月经周期，共 30 次。治疗后患者已无下腹疼痛，妇检未见异常。半年后随访，未见复发。

病例 2：詹某，女，42 岁，近 3 年来每于劳累后下腹坠胀隐痛，腰酸，精神不振。医院检查诊断为慢性盆腔炎，经治疗效果不佳。经查左次髎、右子宫两穴存在穴位热敏。于右子宫穴施温和灸，出现透热、扩热，热流深透整个下腹部并扩散如巴掌大小，灸感持续约 20 分钟后回缩至右子宫穴，感皮肤灼热乃停灸右子宫穴。改灸左次髎穴，立感酸胀感沿左侧传至小腹，感整个小腹温热酸胀舒适，灸感持续约 30 分钟后渐回缩至左次髎穴，并感皮肤灼热，乃停灸，完成一次热敏灸治疗。次日复诊，下腹疼痛、腰酸症状有所减轻，按上述方法每月经期治疗 7~9 次，连续 4 个月经周期，共 32 次。治疗后患者精神佳，已无下腹疼痛及腰酸，妇检未见异常。半年后随访，未见复发。

四、专家提示

1. 热敏灸具有改善循环、化湿通络的作用，治疗慢性盆腔炎有较好效果。月经前后和行经期应注意保暖，忌劳累。

2. 注意性生活卫生，做好经期、流产后、产褥期的卫生保健。

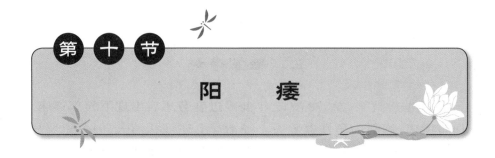

第 十 节

阳 痿

阳痿是指男性阴茎勃起功能障碍,导致性生活不能正常进行的一种疾病。中医学认为本病主要责之于肝、肾、心、脾等脏腑功能失调,多与肾精不足、肾阳虚衰、湿热下注有关。

一、临床表现

1. 青壮年男性,在性生活时阴茎不能勃起、勃而不坚或坚而不持久,不能进行正常性生活。

2. 常伴有神倦乏力、腰膝酸软、畏寒肢冷、耳鸣等症状。

3. 夜间或清晨常有自发性勃起,排除器质性病变或药物所致的阳痿。

二、治疗方法

按照热敏灸技术要点中"十六字技术要诀"对施灸部位与施灸剂量进行定位定量规范操作。

(一)热敏穴位探查

对穴位热敏高发部位关元、气冲、肾俞、腰阳关、血海等穴区进行穴位热敏探查,标记热敏穴位。

(二)治疗操作

1. 关元、气冲穴(图2-33)三角温和灸,自觉热感深透至腹腔,灸至热敏灸感消失。

2. 肾俞穴(图2-34)双点温和灸,自觉热感深透至腹腔或扩散至腰骶部或向下肢传导,灸至热敏灸感消失。

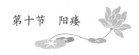

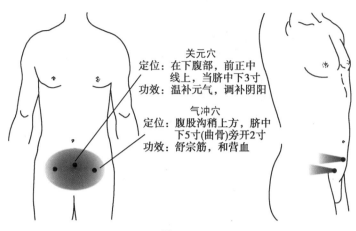

关元穴
定位：在下腹部，前正中线上，当脐中下3寸
功效：温补元气，调补阴阳

气冲穴
定位：腹股沟稍上方，脐中下5寸(曲骨)旁开2寸
功效：舒宗筋，和营血

图 2-33

3. 腰阳关穴（图 2-34）单点温和灸，自觉热感深透至腹腔或扩散至腰骶部或向下肢传导至脚心发热，灸至热敏灸感消失。

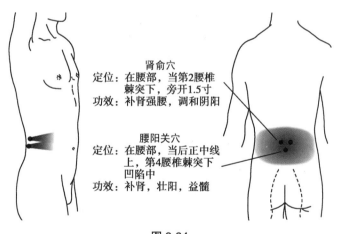

肾俞穴
定位：在腰部，当第2腰椎棘突下，旁开1.5寸
功效：补肾强腰，调和阴阳

腰阳关穴
定位：在腰部，当后正中线上，第4腰椎棘突下凹陷中
功效：补肾，壮阳，益髓

图 2-34

4. 血海穴（图 2-35）双点温和灸，部分的感传可直接到达下腹部，如感传仍不能上至腹部者，再取一支点燃的艾条放置感传所达部位的近心端点，进行温和灸，依次接力使感传到达下腹部，最后将两支艾条分别固定于血海和下腹部进行温和灸，灸至热敏灸感消失。

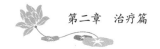

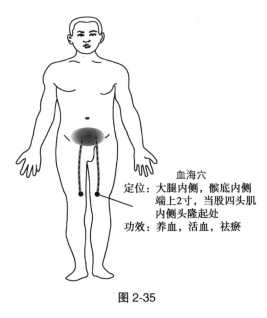

血海穴
定位：大腿内侧，髌底内侧端上2寸，当股四头肌内侧头隆起处
功效：养血，活血，祛瘀

图 2-35

（三）灸疗疗程

每次选取上述 1~2 组穴位，每天 1 次，10 次为 1 个疗程，疗程间休息 2~5 天，共 2~3 个疗程。

三、验案举例

病例 1：孙某，男，40 岁，近年来因工作压力太大出现阳物不举、失眠、心悸，食欲不振，精神疲乏，曾多方求治，疗效不佳。经查，于关元、双气冲穴探及穴位热敏。行三角温和灸，自觉热感深透至腹腔，腹腔热流涌动，小腹及前阴部酸胀舒适，该灸感持续约 1 小时渐消失，并感皮肤灼热遂停灸，完成一次热敏灸治疗。治疗 2 天后有晨勃现象，且较坚。连续治疗 1 个月，共 20 次，患者诉性生活已恢复如常。1 年后随访，未见复发。

病例 2：邵某，男，36 岁，10 个月前无明显诱因出现勃起障碍，并伴有轻微腰部酸软，手足不温，精神郁闷。经探查，关元、左肾俞穴出现穴位热敏。即在左肾俞穴施热敏灸，数分钟后左肾俞穴出现透热、扩热现象，并感热流徐徐入里，5 分钟后热流呈片状扩散至左腰背部，温热舒适，并向左腰外侧扩散，扩散至左腹部，10 分

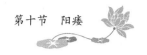

钟后感整个左腹部温热舒适，经施"接力"热敏灸，该热流继续呈片状下传至左气冲穴处，同时于关元穴施热敏灸，5分钟后关元穴出现透热现象，热流渗透入里，并感两股热流于腹部深处汇合成片，感整个小腹滚热，自觉小腹热感明显高于左腰背部，灸感持续约50分钟后热流回缩至关元穴，并感皮肤灼热，遂停灸关元穴。继灸左气冲穴，5分钟后热流继续沿传导路线回缩至左肾俞穴，并感皮肤灼热，左气冲、左肾俞穴乃停灸，完成一次热敏灸治疗。按上述方法治疗3次后晨起时阳物有自举现象，白天精神、食欲明显好转，继续按该法探敏治疗15次，性生活已恢复正常，1年后随访，未见复发。

四、专家提示

1. 大多数阳痿属心理性阳痿，热敏灸激发经气，疏通经络，疗效满意。

2. 解除精神负担，调畅情绪，极其重要。忌滥服药物，忌盲乱投医，应到医院查明病因，正规治疗，更不可讳疾忌医。

第十一节

慢性前列腺炎

慢性前列腺炎是青壮年男性常见病,以发病缓慢、症状复杂、病程迁延、顽固难愈、容易复发为特征。中医学认为本病与思欲不遂、房劳过度、相火妄动、酒色劳倦、湿热下注、败精瘀阻等因素有关。

一、临床表现

1. 症状分为两类。一为下尿路刺激症状,二为炎症反应或反射性疼痛症状。表现为不同程度的尿频、尿急、尿痛,尿不尽感,尿道灼热,于晨起、尿末或大便时尿道有少量白色分泌物流出,会阴部、外生殖器区、下腹部、耻骨上区、腰骶及肛门周围坠胀、疼痛。

2. 前列腺触诊:腺体饱满,或软硬不均,或有炎性结节,或质地较韧;可有局限性压痛;腺体大小可增大、正常、缩小。

3. 前列腺液(EPS)镜检 WBC≥10 个/HP;卵磷脂小体减少或消失。

凡符合 1 和 2、3 中任何 1 项即可确诊。

二、治疗方法

按照热敏灸技术要点中"十六字技术要诀"对施灸部位与施灸剂量进行定位定量规范操作。

(一)热敏穴位探查

对穴位热敏高发部位关元、中极、肾俞、命门、次髎等穴区进行穴位热敏探查,标记热敏穴位。

（二）治疗操作

1. 关元、中极穴（图 2-36）双点温和灸，自觉热感深透至腹腔并沿带脉传至腰骶部，灸至热敏灸感消失。

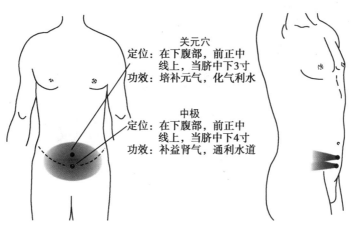

关元穴
定位：在下腹部，前正中
线上，当脐中下3寸
功效：培补元气，化气利水

中极
定位：在下腹部，前正中
线上，当脐中下4寸
功效：补益肾气，通利水道

图 2-36

2. 肾俞穴（图 2-37）双点温和灸，自觉热感透至深部并扩散至腰背部且向下腹部传导，灸至热敏灸感消失。

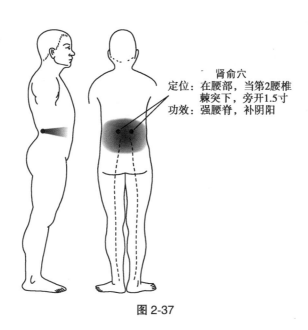

肾俞穴
定位：在腰部，当第2腰椎
棘突下，旁开1.5寸
功效：强腰脊，补阴阳

图 2-37

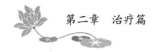

3. 命门、次髎穴（图 2-38）三点温和灸，自觉热感透至深部并扩散至腰背部且向下腹部传导，灸至热敏灸感消失。

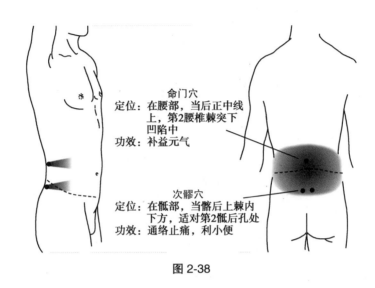

命门穴
定位：在腰部，当后正中线上，第2腰椎棘突下凹陷中
功效：补益元气

次髎穴
定位：在骶部，当髂后上棘内下方，适对第2骶后孔处
功效：通络止痛，利小便

图 2-38

（三）灸疗疗程

每次选取上述 1~2 组穴位，每天 1 次，10 次为 1 个疗程，疗程间休息 2~5 天，共 2~3 个疗程。

三、验案举例

病例 1：胡某，男，46 岁，一年前无明显诱因出现夜尿频繁，阴囊部坠胀不适，并伴有轻微腰部酸软，尿道口偶有白色黏液溢出。诊为"慢性前列腺炎"，曾多方求治，疗效不佳。经查，于中极、双侧肾俞穴探及穴位热敏。在双侧肾俞穴施双点温和灸，自觉热流徐徐入里，3 分钟后感热流呈片状扩散至腰背部，并向右腰外侧扩散，继扩散至右上腹部，感整个右上腹部温热舒适，该热流继续呈片状下传至中极穴处，5 分钟后感整个小腹滚热，自觉小腹热感明显高于腰背部，该灸感持续约 50 分钟后热流沿传导路线回缩至双肾俞穴，并感皮肤灼热，乃停灸，完成一次热敏灸治疗。按上述方法治疗 10 次后上症明显好转，继续热敏灸治疗 20 次，上述症状消失,一年后随访,未见复发。

　　病例2:陈某,男,49岁,尿频、尿急反复发作2年。现排尿余沥不尽,尿频,伴腰脊酸痛,少腹、会阴胀痛,尿道口常有白色分泌物排出;舌质淡、苔黄,脉弦。诊为"慢性前列腺炎"。于命门、左肾俞穴探及穴位热敏,立于两穴同时施双点温和灸,数分钟后,热流扩散并汇合成片,感整个腰部温暖舒服,灸感持续约30分钟后渐回缩至命门、左肾俞穴,并感皮肤灼热,乃停灸,完成一次热敏灸治疗。次日复诊诉腰脊酸痛,少腹、会阴胀痛均明显减轻,于中极穴探及穴位热敏并施单点温和灸,立感热流徐徐入里,并向前阴部扩散,非常舒适,灸感持续约20分钟渐回缩至中极穴,并感皮肤灼热,乃停灸,完成第2次治疗。继续按上述方法探敏治疗30次,症状消失。1年后随访,未复发。

四、专家提示

　　1. 慢性前列腺炎由于其病变部位较为特殊,药物治疗效果不显著,热敏灸能调节免疫、抗炎、改善局部血液循环,故有较好疗效。
　　2. 注意防寒保暖,禁酒,性生活适度,劳逸结合。

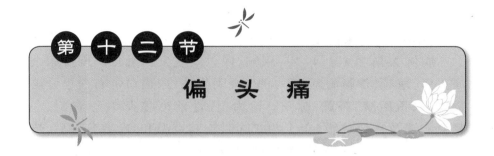

第 十 二 节

偏 头 痛

偏头痛是一种反复发作的头部血管舒缩功能障碍引起的以头痛为主的病症。中医学认为，外感或内伤致使肝、脾、肾等脏腑功能失调，痰浊瘀血，痹阻经脉，气血阻塞不通而发本病。

一、临床表现

1. 多在青春期起病，以女性多见，可有家族史。

2. 每次发作持续 4~72 小时不等，疼痛为单侧、搏动性，活动后头痛加重，可伴恶心、呕吐、畏光、畏声等。

3. 部分病人有抑郁、欣快、不安或倦睡等精神症状以及厌食、口渴等消化道症状。

二、治疗方法

按照热敏灸技术要点中"十六字技术要诀"对施灸部位与施灸剂量进行定位定量规范操作。

（一）热敏穴位探查

对穴位热敏高发部位风池、率谷、日月、阳陵泉、足窍阴等穴区进行穴位热敏探查，并标记热敏穴位。

（二）治疗操作

1. 风池穴（图 2-39）双点温和灸，自觉热感深透或扩散至头面侧部，灸至热敏灸感消失。

2. 率谷穴（图 2-40）双点温和灸，自觉热感深透颅内或扩散至头面侧部或自觉局部有紧、压、酸、胀、痛感，灸至热敏灸感消失。

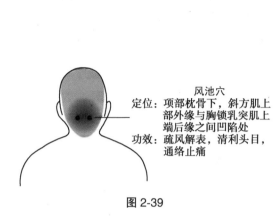

风池穴
定位：项部枕骨下，斜方肌上
部外缘与胸锁乳突肌上
端后缘之间凹陷处
功效：疏风解表，清利头目，
通络止痛

图 2-39

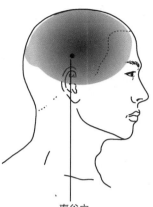

率谷穴
定位：头部，耳尖直上入发际
1.5寸处
功效：祛风热，利头目

图 2-40

3. 日月穴（图 2-41）双点温和灸，自觉热感深透或扩散至两胸侧，灸至热敏灸感消失。

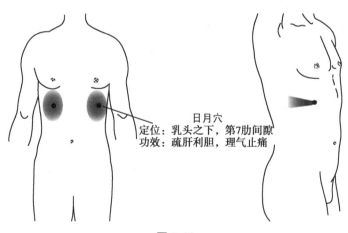

日月穴
定位：乳头之下，第7肋间隙
功效：疏肝利胆，理气止痛

图 2-41

4. 阳陵泉穴（图 2-42）双点温和灸，部分的感传可直接到达头面部，如感传仍不能上至头面部者，再取一支点燃的艾条放置感传所达部位的近心端点，进行温和灸，依次接力使感传到达头面部，最后将两支艾条分别固定于阳陵泉和头面部进行温和灸，灸至热

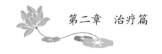

敏灸感消失。

5. 足窍阴穴（图 2-43）双点温和灸，部分的感传可直接到达头面部，如感传仍不能上至头面部者，再取一支点燃的艾条放置感传所达部位的近心端点，进行温和灸，依次接力使感传到达头面部，最后将两支艾条分别固定于足窍阴和头面侧部进行温和灸，灸至热敏灸感消失。

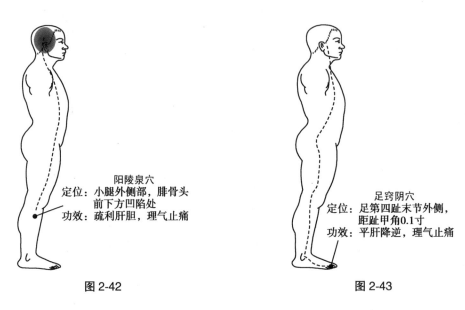

阳陵泉穴
定位：小腿外侧部，腓骨头前下方凹陷处
功效：疏利肝胆，理气止痛

图 2-42

足窍阴穴
定位：足第四趾末节外侧，距趾甲角0.1寸
功效：平肝降逆，理气止痛

图 2-43

（三）灸疗疗程

每次选取上述 1~2 组穴位，每天 1 次，10 次为 1 个疗程，疗程间休息 2~5 天，共 2~3 个疗程。

三、验案举例

病例 1：邓某，女，55 岁，10 余年前出现右侧额颞部搏动性头痛，甚至恶心、畏光等，休息后自行缓解。后每年发作 5~7 次，每次发作持续 3~7 天，5 天前右侧额颞部搏动性头痛又发作，经治疗疗效不显，头颅 CT 检查未见异常，诊断为偏头痛。于右率谷、右阳陵泉两穴探及穴位热敏，嘱平卧，于右率谷穴施单点温和灸，数分钟后感热量扩散如手掌大小，该灸感持续约 20 分钟热流渐回缩至右率谷穴并感皮肤灼热乃停灸。换灸右阳陵泉穴,10分钟后感热流呈线状沿右大腿外侧上传于右腹,经施"接力"热敏灸,热流即呈片状沿右胸腹外侧上传于肩,再在右肩髎穴施"接力"热敏灸,热流即呈线状沿右颈外侧上传于右风池穴,再于右风池穴施"接力"温和灸,热流即呈片状扩散至右头颅部,立感右侧头颅温暖舒适,头痛立消,灸感持续约60分钟后,热流沿传导路线渐回缩至右阳陵泉穴并感皮肤灼热,无透热现象,乃停灸。完成一次热敏灸治疗。次日复诊诉头痛减轻,已无恶心、呕吐、畏光等症状,按上述方法探敏治疗15次,头痛症状消除,半年后随访,未见复发。

病例2:汤某,女,45岁,5年前无明显诱因出现右侧颞部搏动性刺痛,每次发作持续2~3天,每年发作6~8次,经休息多可缓解。3天前头痛又发,经治疗疗效不显,头颅CT检查未见异常,诊断为偏头痛。经查,于右率谷、右风池两穴存在穴位热敏,即令患者平卧,于右率谷、右风池两穴处同时施双点温和灸,右风池穴热流传向右侧颞部,同时右率谷穴明显扩热,与右风池穴所传热流汇合成片,立感右侧头颅温暖舒适。灸感持续40分钟后热流渐回缩至右率谷、右风池两穴,头皮出现灼热感后停灸。次日复诊,眶后部搏动性跳痛减轻,无畏声、畏光等症。按上法探敏治疗15次,眶后部搏动性跳痛消除,半年后随访,未见复发。

四、专家提示

1. 热敏灸激发经气,疏通经络,对本病疗效确切,但调畅情绪很重要。

2. 注意劳逸结合,适当体育活动,避风寒,限食辛辣及烟酒,保持大便通畅。

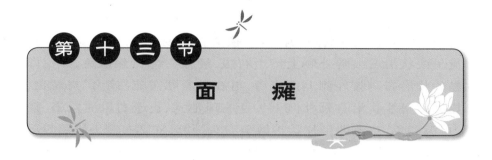

第十三节

面　瘫

面瘫是指由于耳后茎乳突孔内面神经发生非特异性炎症，造成面神经功能障碍，以口角歪斜为主要症状的疾病。中医学认为本病多由人体正气不足，经脉空虚，风寒或风热之邪乘虚侵袭，致使面部气血痹阻，筋脉失养，经筋纵缓不收而发病。

一、临床表现

1. 常有受寒、着凉、吹风之诱因。

2. 起病突然，常于睡眠醒来时，发现一侧面部板滞、麻木、瘫痪，不能做蹙额、皱眉、露齿、鼓腮等动作；漱口漏水，进食时食物易滞留于病侧齿颊之间；病侧额纹、鼻唇沟消失，眼睑闭合不全，迎风流泪。

3. 少数于发病前几天可伴有麻痹侧耳后、耳内疼痛或面部不适等前驱症状；还可出现病侧舌前 2/3 味觉减退或消失、听觉过敏等。

二、治疗方法

按照热敏灸技术要点中"十六字技术要诀"对施灸部位与施灸剂量进行定位定量规范操作。

（一）热敏穴位探查

对穴位热敏高发部位翳风、阳白、下关、颊车、大椎、神阙、足三里区进行穴位热敏探查，标记热敏穴位。

（二）治疗操作

1. 急性期面瘫的治疗操作

（1）翳风穴（图 2-44）双点温和灸，自觉热感深透且扩散至患

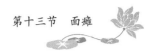

侧面部,灸至热敏灸感消失。

（2）下关穴（图 2-44）单点温和灸,自觉热感透至深部并扩散至患侧面部,灸至热敏灸感消失。

（3）颊车穴（图 2-44）单点温和灸,自觉热感透至深部并扩散至患侧面部,灸至热敏灸感消失。

（4）阳白穴（图 2-45）单点温和灸,自觉热感深透或扩散至整个额部或自觉局部有紧、压、酸、胀感,灸至热敏灸感消失。

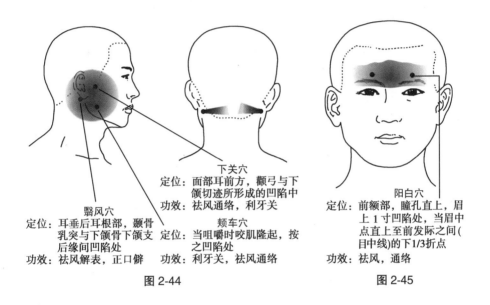

下关穴
定位：面部耳前方,颧弓与下颌切迹所形成的凹陷中
功效：祛风通络,利牙关

颊车穴
定位：当咀嚼时咬肌隆起,按之凹陷处
功效：利牙关,祛风通络

翳风穴
定位：耳垂后耳根部,颞骨乳突与下颌骨下颌支后缘间凹陷处
功效：祛风解表,正口僻

阳白穴
定位：前额部,瞳孔直上,眉上 1 寸凹陷处,当眉中点直上至前发际之间（目中线)的下1/3折点
功效：祛风,通络

图 2-44

图 2-45

（5）大椎穴（图 2-46）单点温和灸,自觉热感深透或向四周扩散或沿督脉上下传导或沿上肢传导,灸至热敏灸感消失。

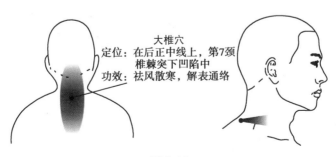

大椎穴
定位：在后正中线上,第7颈椎棘突下凹陷中
功效：祛风散寒,解表通络

图 2-46

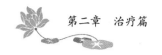

2. 恢复期面瘫的治疗操作

（1）阳白穴（图 2-47）单点温和灸，自觉热感深透或扩散至整个额部或自觉局部有紧、压、酸、胀感，灸至热敏灸感消失。

（2）下关穴（图 2-48）单点温和灸，自觉热感透至深部并扩散至患侧面部，灸至热敏灸感消失。

（3）颊车穴（图 2-48）单点温和灸，自觉热感透至深部并扩散至患侧面部，灸至热敏灸感消失。

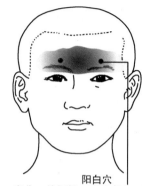

阳白穴
定位：前额部，瞳孔直上，眉上 1 寸凹陷处，当眉中点直上至前发际之间(目中线)的下1/3折点
功效：祛风，通络

图 2-47

（4）神阙穴（图 2-49）单点温和灸，自觉热感深透至腹腔或沿两侧扩散至腰部，灸至热敏灸感消失。

（5）足三里穴（图 2-50）双点温和灸，部分的感传可直接到达腹部，如感传仍不能上至腹部者，再取一支点燃的艾条放置感传所达部位的近心端点，进行温和灸，依次接力使感传到达腹部，最后将两支艾条分别固定于足三里和腹部进行温和灸，灸至热敏灸感消失。

（三）灸疗疗程

每次选取上述 2~3 组穴位，每天 1 次，10 次为 1 个疗程，疗程间休息 2~5 天，共 2~3 个疗程。

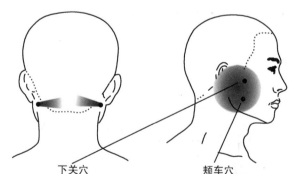

下关穴
定位：面部耳前方，颧弓与下颌切迹所形成的凹陷中
功效：祛风，活络，利牙关

颊车穴
定位：当咀嚼时咬肌隆起，按之凹陷处
功效：利牙关，祛风通络

图 2-48

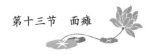

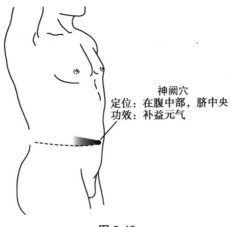

神阙穴
定位：在腹中部，脐中央
功效：补益元气

图 2-49

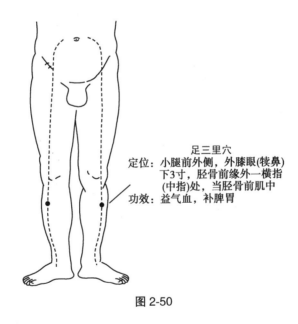

足三里穴
定位：小腿前外侧，外膝眼(犊鼻)
　　　下3寸，胫骨前缘外一横指
　　　(中指)处，当胫骨前肌中
功效：益气血，补脾胃

图 2-50

三、验案举例

病例 1：叶某，女，40 岁，口角左歪 2 天，右侧额纹消失，右眼闭合不全，鼓腮漏气。于患者大椎穴、右翳风穴处探及穴位热敏，大椎穴施热敏灸时，感热力徐徐透入 1 寸许，持续 30 分钟后灸感渐渐消失；换灸右翳风穴处，感热流渐扩散至整个右侧面颊，持续 40

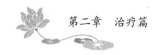

分钟后灸感渐消失,并感右翳风穴皮肤灼热,遂停灸,完成一次热敏灸治疗。后每日治疗 1 次,10 天后露齿时口角基本对称,右眼可缓慢闭合,双侧额纹基本对称,鼓腮不漏气。再以热敏灸右翳风穴治疗 5 次,面瘫痊愈。

病例 2:胡某,女,32 岁,口角右歪 2 个月。2 个月前出现口角右歪,伴左耳后乳突部疼痛,现症:口角右歪,已无乳突部疼痛。于左下关穴探及穴位热敏,对左下关穴施单点温和灸时,感明显扩热至整个左侧面部,灸感持续约 25 分钟后渐回缩并感皮肤灼热,遂停灸,完成一次热敏灸治疗。次日复诊,在左阳白穴探及穴位热敏。于左阳白穴施热敏灸,数分钟后感热流徐徐入里,渐扩散至左侧颞部,继施"接力"热敏灸,热流渐扩散至左面颊部,左面颊部温热舒适,灸感持续约 40 分钟后热流渐回缩至左阳白穴并感皮肤灼热,乃停灸,完成热敏灸治疗。按上法治疗 10 次后,左侧额纹加深,左眼能够闭合,眼睑力量稍差,口角微向右歪斜,左鼻唇沟稍浅。继续按上法探敏治疗,每 2 日 1 次,同时嘱其在家中自灸神阙穴、左侧足三里各 20 分钟,1 个月后面瘫痊愈。

四、专家提示

1. 热敏灸对面瘫(急性期)能有效改善局部血液循环,促进面神经炎症水肿的消退和吸收,疗效可靠,治疗越早越好。对恢复期与后遗症期面瘫亦有一定疗效。

2. 治疗期间应避风寒,忌冷饮。

第 十 四 节

三叉神经痛

三叉神经痛是一种原因未明的三叉神经分支分布区域内反复发作的阵发性剧烈疼痛。中医学认为该病由风邪外袭、风痰郁火及阳明胃热致气血闭阻,经络不通而引起。

一、临床表现

1. 多发生于中老年人,女性略多于男性。

2. 三叉神经支配区反复发作短暂性电击、刀割、烧灼、撕裂、针刺样疼痛,每次发作数秒至 1~2 分钟,突发、突止,间歇期可完全正常。

3. 疼痛多为一侧,亦可为双侧,有触发点,严重者伴同侧面肌抽搐。

4. 呈周期性发作,发作期可持续数天、数周至数月,而缓解期长短不一,可为数天至数年不等。

二、治疗方法

按照热敏灸技术要点中"十六字技术要诀"对施灸部位与施灸剂量进行定位定量规范操作。

(一)热敏穴位探查

对穴位热敏高发部位下关、四白、夹承浆、风池、鱼腰等穴区进行穴位热敏探查,并标记热敏穴位。

(二)治疗操作

1. 下关穴(图 2-51)患侧单点温和灸,自觉热感深透并向四周扩散,灸至热敏灸感消失。

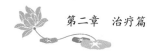

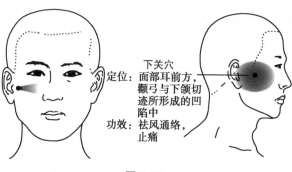

下关穴
定位: 面部耳前方,
颧弓与下颌切
迹所形成的凹
陷中
功效: 祛风通络,
止痛

图 2-51

2. 四白穴(图 2-52)患侧单点温和灸,自觉热感深透并向四周扩散,灸至热敏灸感消失。

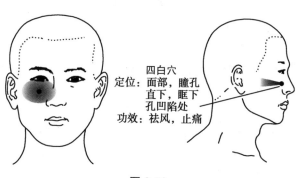

四白穴
定位: 面部, 瞳孔
直下, 眶下
孔凹陷处
功效: 祛风, 止痛

图 2-52

3. 夹承浆穴(图 2-53)患侧单点温和灸,自觉热感深透并向四周扩散,灸至热敏灸感消失。

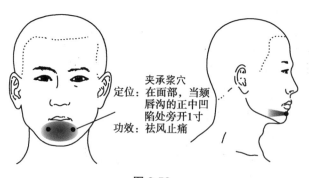

夹承浆穴
定位: 在面部, 当颏
唇沟的正中凹
陷处旁开1寸
功效: 祛风止痛

图 2-53

4. 风池穴（图 2-54）双点温和灸，自觉热感深透并向四周扩散，灸至热敏灸感消失。

5. 鱼腰穴（图 2-55）患侧单点温和灸，自觉热感深透并向四周扩散，灸至热敏灸感消失。

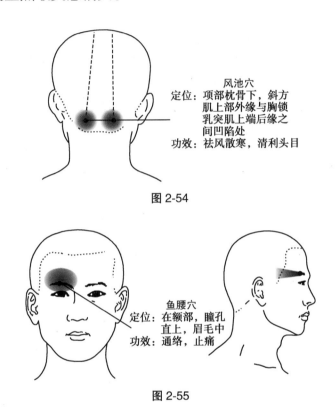

风池穴
定位：项部枕骨下，斜方肌上部外缘与胸锁乳突肌上端后缘之间凹陷处
功效：祛风散寒，清利头目

图 2-54

鱼腰穴
定位：在额部，瞳孔直上，眉毛中
功效：通络，止痛

图 2-55

（三）灸疗疗程

每次选取上述 1~2 组穴位，每天 1 次，10 次为 1 个疗程，疗程间休息 2~5 天，共 2~3 个疗程。

三、验案举例

病例 1：钟某，男，65 岁，3 年前无明显诱因左侧面颊部出现阵发性刀割样剧痛，诊断为三叉神经痛，口服卡马西平能缓解。近半月来，发作次数明显增多，疼痛时间延长。经查，在双风池穴附近

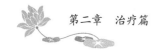
探及穴位热敏。于双风池穴施双点温和灸,立感施灸部位舒适,并有透热、扩热现象,5 分钟后感热流汇合成片并向颅内渗透,20 分钟后自觉口腔分泌物增多,左面部疼痛顿减,该灸感持续约 30 分钟,热流渐回缩至双风池穴,继灸双风池穴 5 分钟后透热、扩热现象消失,并感皮肤灼热,遂停灸,完成一次热敏灸治疗。次日复诊述疼痛程度减轻,发作次数减少,每次持续时间仅数秒钟至半分钟。嘱调情志,注意少吃辛辣食物。经过 25 次探敏治疗后,左面部疼痛消失,1 年后随访未见复发。

病例 2:胡某,女,50 岁,2 年前突然出现左面部撕裂样剧痛,每天发作 3~4 次,每次持续近 1 分钟,诊断为三叉神经痛,口服卡马西平片后剧痛可缓解。此后该症反复发作,近一周来日发 10 余次,口服卡马西平片症状不能缓解。于左下关穴、左风池穴探及穴位热敏。在左下关穴施单点温和灸,感施灸部位有透热感,20 分钟后透热感消失并感皮肤灼热乃停灸左下关穴,换灸左风池穴,患者感左风池穴有透热现象,灸感持续约 30 分钟后渐回缩并感皮肤灼热,遂停灸,完成一次热敏灸治疗。灸后感面部疼痛稍减轻。第 2 日于左四白穴探及穴位热敏,施单点温和灸,即出现透、扩热现象,10 分钟后整个左颅脑、面部均有温热之感,灸感持续约 25 分钟后渐回缩至施灸点并感施灸点皮肤灼热乃停灸,完成热敏灸治疗。次日复诊,诉左面部疼痛程度减轻,发作次数减少,每次持续时间约半分钟。继按上法治疗,嘱调情志。20 次治疗结束后,左面部疼痛消失,半年后随访,未见复发。

四、专家提示

1. 热敏灸治疗本病有通络镇痛作用,但难以根治。
2. 保持乐观情绪,避免急躁、焦虑。

第 十 五 节

面 肌 痉 挛

面肌痉挛为一侧面部肌肉不自主的无痛性阵发性抽搐。多见于中老年人,女性多于男性。中医学认为本病由于外风侵袭,或阴虚阳亢、血虚动风所致。

一、临床表现

1. 抽搐常先从下眼睑开始,逐渐扩展到半侧面肌,以口角肌肉的抽搐最为明显。

2. 精神紧张或疲倦可使症状加重,睡眠时停止发作。

3. 抽搐为阵发性,不能自行控制,每次抽搐时间由数秒钟至数分钟或更长。

二、治疗方法

按照热敏灸技术要点中"十六字技术要诀"对施灸部位与施灸剂量进行定位定量规范操作。

(一)热敏穴位探查

对穴位热敏高发部位风池、下关、手三里、阳陵泉等穴区进行穴位热敏探查,并标记热敏穴位。

(二)治疗操作

1. 风池穴(图 2-56)双点温和灸,自觉热感深透并向四周扩散,灸至热敏灸感消失。

2. 下关穴(图 2-57)单点温和灸,自觉热感深透并向四周扩散,灸至热敏灸感消失。

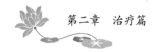

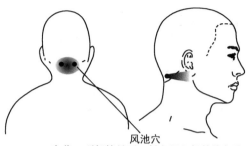

风池穴
定位：项部枕骨下，斜方肌上部外缘与胸
锁乳突肌上端后缘之间凹陷处
功效：祛风止痉

图 2-56

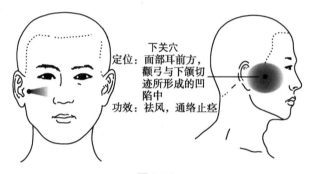

下关穴
定位：面部耳前方，颧弓与下颌切迹所形成的凹陷中
功效：祛风，通络止痉

图 2-57

3. 手三里穴（图 2-58）患侧单点温和灸，部分的感传可直接到达面部，如感传仍不能上至面部，再取一支点燃的艾条放置感传所达部位的近心端点，进行温和灸，依次接力使感传到达面部，最后将两支艾条分别固定于手三里、面部进行温和灸，灸至热敏灸感消失。

4. 阳陵泉穴（图 2-59）患侧单点温和灸，部分的感传可直接到达面部，如感传仍不能上至面部，再取一支点燃的艾条放置感传所达部位的近心端点，进行温和灸，依次接力使感传到达面部，最后将两支艾条分别固定于阳陵泉、面部进行温和灸，灸至热敏灸感消失。

（三）灸疗疗程

每次选取上述 1~2 组穴位，每天 1 次，10 次为 1 个疗程，疗程间休息 2~5 天，共 2~3 个疗程。

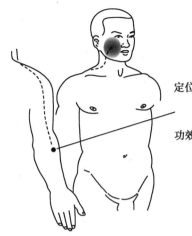

手三里穴
定位：在前臂背面桡侧，
当阳溪与曲池连
线上，肘横纹下
2寸处
功效：通络，止痉

图 2-58

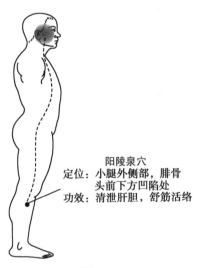

阳陵泉穴
定位：小腿外侧部，腓骨
头前下方凹陷处
功效：清泄肝胆，舒筋活络

图 2-59

三、验案举例

病例 1. 符某,男,52 岁,3 年前无明显诱因出现左侧口角阵发性抽动,始 1 个月仅抽动 3~5 次,持续时间仅数分钟。近 1 个月来症状逐渐加重,现整个左面颊部均出现抽动,每日抽动数 10 次,持续时间延长,每次几分钟。经查,于左手三里、左阳陵泉穴探及

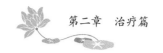

穴位热敏。于左手三里穴行单点温和灸,即感热流沿左上肢向上传导,经施"接力"热敏灸,热流上传于左面颊,左面颊有蚁行感,灸感持续约40分钟后左面颊蚁行感消失,热流渐回缩至左手三里穴,并感左手三里穴皮肤灼热,乃停灸。换灸左阳陵泉穴,5分钟后感热流呈片状沿左大腿外侧上传于腹部,经施"接力"热敏灸,热流即呈线状上传于左面颊部,该灸感持续约25分钟后渐沿传导路线回缩至左阳陵泉穴,并感皮肤灼热,遂停灸,完成一次热敏灸治疗。次日复诊,诉面肌仅在睡前抽动数分钟。继按上法治疗,嘱调情志。治疗20次后,面肌抽动消失,病情痊愈。嘱睡前自灸阳陵泉穴半小时,每日1次,连续20天,以巩固疗效。3个月后随访,未见复发。

病例2. 沈某,女,33岁,1年前无明显诱因出现右眼下睑部阵发性抽动,影响睁眼,开始1天仅抽动数次,每次持续仅数秒钟,后渐加重,每日抽动10余次,持续时间延长,有时甚至达3分钟。在右下关穴、右风池穴探及穴位热敏。即于右下关穴施单点温和灸,数分钟后感热流渐扩散至整个右面颊部,右面颊部温热舒适,灸感持续约20分钟后热流渐回缩至右下关穴处,并感皮肤灼热,乃停灸。改灸右风池穴,3分钟后热流向脑部深处渗透,15分钟后感热流在脑内涌动,似有透至右面颊之感,面颊部有蚁行感,面部肌肉抽动顿减。灸感持续约1小时后,热流渐回缩至右风池穴并感皮肤灼热,无透热现象,乃停灸,完成一次热敏灸治疗。次日复诊,诉昨日右眼睑部阵发性抽动仅3次,每次持续时间约半分钟。继按上法治疗,嘱调情志。治疗30次后,右眼睑抽动消失,病情痊愈。嘱睡前自灸阳陵泉穴半小时,每日1次,连续20天,以巩固疗效。半年后随访,未见复发。

四、专家提示

1. 热敏灸对风寒阻络型有一定疗效。但本症较顽固,易于反复发作。

2. 本症受情绪影响较大,平时应注意情志调养,避免七情过甚。不吃辛辣、煎炒油炸和刺激性食品。

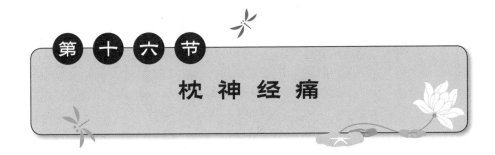

第十六节

枕神经痛

枕神经痛是一种以枕部和项部发作性剧痛为主要表现的周围神经疾病。枕神经痛可以分为原发性和继发性两种，中医学认为本病多由外邪内侵或痰浊瘀阻，导致头部脉络闭阻不通，气血运行失常而致。

一、临床表现

1. 疼痛位于头后、头后下部，放散到项部、头顶部，呈阵发性发作。

2. 疼痛性质似针刺或刀割样放射痛，有时为跳痛。

3. 向对侧转头时而被诱发，打喷嚏、咳嗽时加重。

4. 头枕、项部两侧可触及压痛点。

二、治疗方法

按照热敏灸技术要点中"十六字技术要诀"对施灸部位与施灸剂量进行定位定量规范操作。

（一）热敏穴位探查

对穴位热敏高发部位枕项部压痛点、风池、玉枕、阳陵泉等穴区进行穴位热敏探查，标记热敏穴位。

（二）治疗操作

1. 枕项部压痛点（图 2-60）单点温和灸，自觉热感透向深部并向四周扩散或自觉局部有紧、压、酸、胀、痛感，灸至热敏灸感消失。

2. 风池穴（图 2-61）双点温和灸，自觉热感深透并向四周扩散，灸至热敏灸感消失。

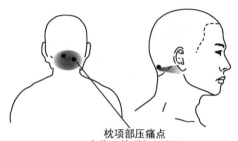

枕项部压痛点
定位：**枕项部压痛处**
功效：**通络止痛**

图 2-60

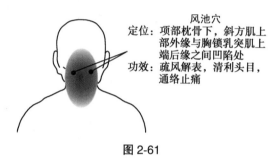

风池穴
定位：项部枕骨下，斜方肌上
　　　部外缘与胸锁乳突肌上
　　　端后缘之间凹陷处
功效：疏风解表，清利头目，
　　　通络止痛

图 2-61

3. 玉枕穴（图 2-62）患侧单点温和灸，自觉热感透向深部并向四周扩散或自觉局部有紧、压、酸、胀、痛感，灸至热敏灸感消失。

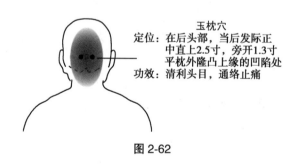

玉枕穴
定位：在后头部，当后发际正
　　　中直上2.5寸，旁开1.3寸
　　　平枕外隆凸上缘的凹陷处
功效：清利头目，通络止痛

图 2-62

4. 阳陵泉穴（图 2-63）患侧单点温和灸，部分的感传可直接到达头部，如感传仍不能上至头部者，再取一支点燃的艾条放置感传所达部位的近心端点，进行温和灸，依次接力使感传到达头部，最后将两支艾条分别固定于阳陵泉和头部进行温和灸，热敏灸感消失为度。

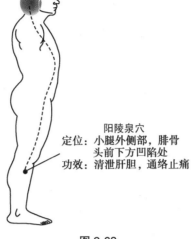

阳陵泉穴
定位：小腿外侧部，腓骨
头前下方凹陷处
功效：清泄肝胆，通络止痛

图 2-63

（三）灸疗疗程

每次选取上述 2 组穴位，每天 1 次，5 次为 1 个疗程，疗程间休息 2 天，共 2~3 个疗程。

三、验案举例

病例 1：单某，男，32 岁，6 个月前工作紧张而出现后枕部紧痛，咳嗽、喷嚏时加剧，左枕部有一明显压痛点，医院诊断为"枕神经痛"。每于天气变化、情绪紧张或感冒而诱发疼痛。昨日枕部疼痛又发，颈椎 CT 检查示无明显异常。经查，左风池穴、左玉枕穴探及穴位热敏，即于上述两穴施双点温和灸，5 分钟后两股热流扩散并汇合成片，10 分钟后热流向大脑深部渗透，自觉头颅皮温渐升高，由温热感渐觉滚热，该灸感持续约 20 分钟后渐回缩至上述两穴，并感皮肤灼热，乃停灸，完成一次治疗。次日告知疼痛减轻，继按上述方法探敏治疗 5 次，疼痛消失。

病例 2：葛某，女，60 岁，半月前无明显诱因出现右侧后枕部胀痛，放射至右项部，咳嗽或头部转动时疼痛加剧，右枕部有一明显压痛点，诊断为枕神经痛。经治疗疼痛稍缓解。经查双风池穴、右阳陵泉穴出现穴位热敏，即于双风池穴施热敏灸，10 分钟后热

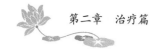

流扩散至整个后脑，自觉头皮温热舒适，热流如"水注"入里，在颅内涌动，15分钟后热流扩散至整个头颅，自觉头面部滚热，颜面潮红，该灸感持续约25分钟后逐渐回缩，扩热、透热现象消失，双风池穴感皮肤灼热乃停灸，换灸右阳陵泉穴，数分钟后感热流呈片状沿右大腿外侧上传于腹部，继施"接力"热敏灸，热流即呈线状沿右颈外侧上传于右枕部，该灸感持续约40分钟后渐沿传导路线回缩至右阳陵泉穴，并感皮肤灼热，遂停灸，完成一次热敏灸治疗。次日复诊，诉疼痛程度减轻，继按上法探敏治疗5次，症状消失，病情痊愈。嘱自灸双风池穴，每日1次，每次半小时，连续治疗10天，以巩固疗效。

四、专家提示

1. 热敏灸能迅速消除局部炎症水肿，对枕神经痛疗效显著。
2. 注意保暖，避免风寒侵袭。

疱疹后神经痛

疱疹后神经痛是一种由于带状疱疹病毒导致后根神经节的炎症、变性引起的,以皮肤疱疹愈合 4~6 周后皮肤仍然存在持续性疼痛为主要表现的周围神经疾病。中医学认为本病多因肝气郁结化热,湿热内生而发病。

一、临床表现

1. 病前大多数有发热、全身倦怠等前驱症状。

2. 皮肤感受觉呈现明显的激惹征,尤其是痛觉异常敏感。

3. 皮肤损害初起皮肤潮红,继而出现簇集性粟粒大小丘疹、丘疱疹,迅速变为水疱,皮损沿神经呈单侧分布,排列呈带状。

4. 神经过敏痛为本病主要的特征,疼痛的性质大多数为剧烈的自发性刀割样痛、闪电样痛或烧灼样痛,坐卧不安,夜不能寐。

二、治疗方法

按照热敏灸技术要点中"十六字技术要诀"对施灸部位与施灸剂量进行定位定量规范操作。

(一)热敏穴位探查

对穴位热敏高发部位病痛局部或病痛的同神经节段背俞穴、至阳、膈俞、阳陵泉等穴区进行穴位热敏探查,标记热敏穴位。

(二)治疗操作

1. 病痛局部或同节段背俞穴(图 2-64)单点温和灸,自觉热感透向深部,向四周扩散并传至远部或自觉麻木、疼痛感,灸至热敏灸感消失。

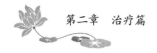

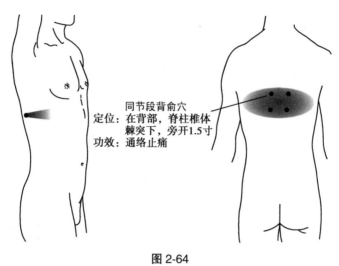

同节段背俞穴

定位：在背部，脊柱椎体
棘突下，旁开1.5寸

功效：通络止痛

图 2-64

2. 至阳穴（图 2-65）单点温和灸，自觉热感传至病痛附近区域，灸至热敏灸感消失。

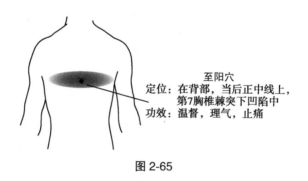

至阳穴

定位：在背部，当后正中线上，
第7胸椎棘突下凹陷中

功效：温督，理气，止痛

图 2-65

3. 膈俞穴（图 2-66）双点温和灸，部分的感传可直接到达病痛处，如感传仍不能上至病痛处，再取一支点燃的艾条放置感传所达部位的端点，进行温和灸，依次接力使感传到达病痛处，最后将两支艾条分别固定于膈俞和病痛局部进行温和灸，灸至热敏灸感消失。

4. 阳陵泉穴（图 2-67）双点温和灸，部分的感传可直接到达病痛处，如感传仍不能上至病痛处，再取一支点燃的艾条放置感传所达部位的端点，进行温和灸，依次接力使感传到达病痛处，最后将

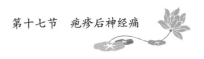

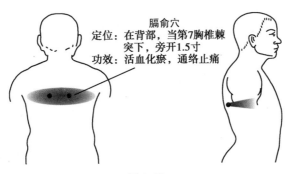

膈俞穴
定位：在背部，当第7胸椎棘
突下，旁开1.5寸
功效：活血化瘀，通络止痛

图 2-66

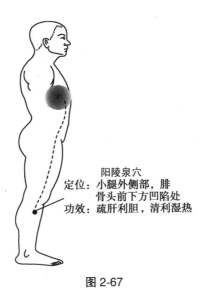

阳陵泉穴
定位：小腿外侧部，腓
骨头前下方凹陷处
功效：疏肝利胆，清利湿热

图 2-67

两支艾条分别固定于阳陵泉和病痛局部进行温和灸，灸至热敏灸感消失。

（三）灸疗疗程

每次选取上述 1~2 组穴位，每天 1 次，10 次为 1 个疗程，疗程间休息 2~5 天，共 2~3 个疗程。

三、验案举例

病例 1：赵某，女，55 岁，3 个月前左侧肩背部患"带状疱疹"，经治疗半个月后疱疹结痂脱落，但局部仍有烧灼样皮肤疼痛，衣服

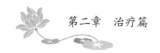

轻触即痛甚,治疗效果不佳。在左膈俞探及穴位热敏,立于左膈俞穴施热敏灸,热流徐徐入里,15分钟后扩散至整个左肩背部,20分钟后热流在左肩背部深处涌动,自觉疱疹处周围皮肤滚烫并有麻木感,灸感持续约20分钟后热流渐回缩至左膈俞穴并感皮肤灼热,乃停灸,完成一次热敏灸治疗。次日复诊,诉疼痛稍减,按上法探敏治疗10次,疼痛消失。

病例2:李某,男,59岁,约3个月前左胸肋部患"带状疱疹",经治疗后疱疹逐渐结痂脱落,但仍觉皮肤感觉异常,衣服轻触即可引起疼痛。医院诊断为带状疱疹后遗痛,药物治疗仍不能缓解症状。在左膈俞、至阳穴探及穴位热敏,于左膈俞穴施热敏灸,立感热流扩散至整个肩背部,酸胀温热,10分钟后,温热感沿侧胸向左前胸肋扩散,灸感持续约25分钟后渐回缩至左膈俞,继灸3分钟后,左膈俞穴皮肤灼热,乃停灸左膈俞,改灸至阳穴,立感热流深透入里,1分钟后热流呈线状向胸部扩散,数分钟后感热流继续向前胸扩散,5分钟后整个前胸温热感,灸感持续约30分钟后渐回缩至至阳穴,并感皮肤灼热,遂停灸,完成一次热敏灸治疗。次日复诊,诉前胸肋部疼痛有所减轻,按上法探敏治疗10次,疼痛消失。

四、专家提示

1. 热敏灸治疗本症有通络镇痛作用,但早期正规治疗是关键,可减轻神经损害,减少后遗神经痛的发生。

2. 发病后饮食应清淡,调畅情志,不要过分紧张。

第十八节

缺血性中风

缺血性中风是由于脑部供血障碍引起的脑组织缺血、缺氧而发生坏死、软化,形成梗死灶的脑血管疾病。中医学认为此病原因为风、火、痰、瘀、虚五个方面。

一、临床表现

1. 常突然起病,一侧肢体活动不利,口眼歪斜,流口水,吃东西掉饭粒,拿不了筷子。

2. 部分病人发病前有肢体麻木感,说话不清,一过性眼前发黑,头晕或眩晕,恶心等短暂脑缺血的症状。

3. 半身不遂可以是单个肢体或一侧肢体,可以是上肢比下肢重或下肢比上肢重,并可出现吞咽困难,说话不清,恶心、呕吐等,可伴头痛、眩晕、耳鸣,严重者很快昏迷不醒。

二、治疗方法

按照热敏灸技术要点中"十六字技术要诀"对施灸部位与施灸剂量进行定位定量规范操作。

（一）热敏穴位探查

对穴位热敏高发部位百会、风池、手三里、阳陵泉等穴区进行穴位热敏探查,标记热敏穴位。

（二）治疗操作

1. 百会穴（图 2-68）单点温和灸,自觉热感深透至颅内或沿督脉向前向后传导,灸至热敏灸感消失。

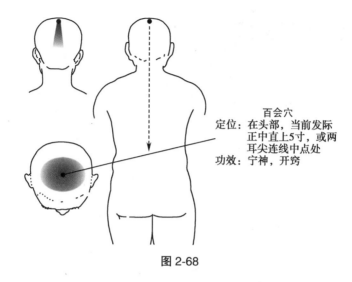

百会穴

定位：在头部，当前发际
正中直上5寸，或两
耳尖连线中点处

功效：宁神，开窍

图 2-68

2. 风池穴（图 2-69）双点温和灸，自觉热感深透或向四周扩散或沿督脉向前向后传导，灸至热敏灸感消失。

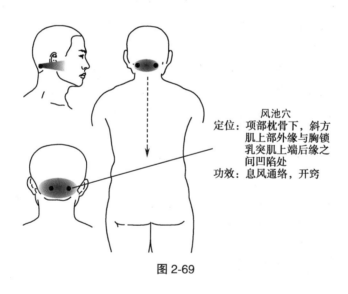

风池穴

定位：项部枕骨下，斜方
肌上部外缘与胸锁
乳突肌上端后缘之
间凹陷处

功效：息风通络，开窍

图 2-69

3. 手三里穴（图 2-70）双点温和灸，部分的感传可直接到达头部，如感传仍不能上至头部者，再取一支点燃的艾条放置感传所达部位的端点，进行温和灸，依次接力使感传到达头部，最后将两支艾条分别固定于手三里和头部进行温和灸，灸至热敏灸感消失。

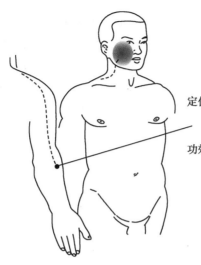

手三里穴
定位：在前臂背面桡侧，
当阳溪与曲池连
线上，肘横纹下
2寸处

功效：活血，通络

图 2-70

4. 阳陵泉穴（图 2-71）单点温
和灸，部分的感传可直接到达头部，
如感传仍不能上至头部者，再取一
支点燃的艾条放置感传所达部位的
端点，进行温和灸，依次接力使感传
到达头部，最后将两支艾条分别固
定于阳陵泉和头部进行温和灸，灸
至热敏灸感消失。

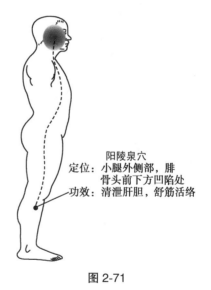

阳陵泉穴
定位：小腿外侧部，腓
骨头前下方凹陷处
功效：清泄肝胆，舒筋活络

（三）灸疗疗程

每次选取上述 3~4 个穴位，每
天 1 次，10 次为 1 个疗程，疗程间休
息 2~5 天，共 2~3 个疗程。

图 2-71

三、验案举例

病例 1：焦某，女，59 岁，左侧肢体活动不利 3 天。当日到医院
就诊，诊断为缺血性中风。现神清，能正确表达灸感，在百会穴、左
手三里穴、左阳陵泉穴探及穴位热敏。于百会穴施单点温和灸，

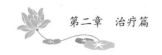

感热流直入大脑内部,继则传向右侧颞部,而后折向前额及左颞部,立感整个头颅温暖舒适。灸感持续 25 分钟后热流回缩至百会穴皮肤表面,施灸点头皮出现灼热感后停灸此穴。换灸左上肢手三里穴处,热感沿手臂外侧成带状上传于头顶处,20 分钟后灸感减弱消失。继灸阳陵泉穴,10 分钟后阳陵泉穴处热感徐徐上传至腹,而且左上臂出现有温热感,灸感维持 30 分钟左右减弱消失,施灸点皮肤出现灼热感后停灸,结束一次热敏灸治疗。继续热敏灸治疗 20 次,每天 1 次,症状逐渐消失,20 天后肢体活动恢复正常。

病例 2:万某,男性,61 岁,右侧肢体活动不利、麻木 2 天。头颅 CT 示:左颞叶脑梗死。现神清,能正确表达灸感,在百会穴、右手三里穴下 1 寸及右阳陵泉穴处探及穴位热敏,即对百会穴施单点温和灸,感觉热流灌注颅内,继则向四周扩散,左侧脑部热流感明显多于右侧,灸感持续 30 分钟后热流回缩至局部表面,换灸右手三里穴下 1 寸与右阳陵泉穴处热敏穴,两穴同时施灸,右手三里穴下 1 寸处出现热流入里后沿上臂外侧上传至肩部,20 分钟后,热流沿传导路线渐回至右手三里穴附近,并感皮肤灼热,右手三里穴下 1 寸乃停灸,右阳陵泉穴处热流向上沿大腿外侧传导至腹部,依次施接力热敏灸使感传到达头部,施灸约 40 分钟后,热感渐回缩至施灸点,施灸点出现皮肤灼热感遂停灸,完成一次热敏灸治疗。次日继续热敏灸治疗 20 次,每天 1 次,20 天后肢体活动恢复正常。

四、专家提示

1. 热敏灸对缺血性中风疗效肯定,治疗越早越好。坚定康复信心,避免情绪波动,心态平和,有利康复。

2. 有"三高"症(高血糖、高血脂、高血压)的患者应定期检查,做到无病先防,有病早治,有效预防复发。

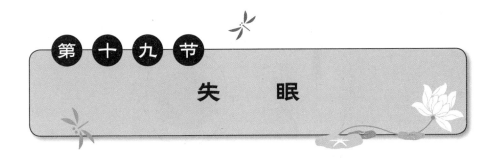

第十九节

失　眠

失眠通常指入睡困难或维持睡眠障碍（易醒、早醒和再入睡困难），导致睡眠时间减少或质量下降不能满足个体生理需要，明显影响日间社会功能或生活质量。中医学认为外感或内伤等病因，引起脏腑功能失调，心神不安而致本病。

一、临床表现

1. 轻者入睡困难或睡而易醒，醒后不能再睡，重者彻夜难眠。
2. 常伴有头痛、头昏、心悸、健忘、多梦等症状。

二、治疗方法

按照热敏灸技术要点中"十六字技术要诀"对施灸部位与施灸剂量进行定位定量规范操作。

（一）热敏穴位探查

对穴位热敏高发部位百会、心俞、至阳、神阙、涌泉等穴区进行穴位热敏探查，标记热敏穴位。

（二）治疗操作

1. 百会穴（图2-72）单点温和灸，自觉热感深透至脑内，或向前额或向后项沿督脉传导，灸至热敏灸感消失。

2. 心俞穴（图2-73）双点温和灸，自觉热感深透至胸腔，或向上肢传导，或出现表面不（微）热深部热现象，灸至热敏灸感消失。

3. 至阳穴（图2-74）单点温和灸，自觉热感透至胸腔或沿督脉向上向下传导或扩散至整个背部，灸至热敏灸感消失。

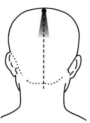
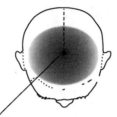

百会穴
定位：在头部，当前发际正中直上5寸，或
　　　两耳尖连线中点处
功效：养神，定志

图 2-72

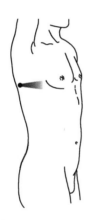
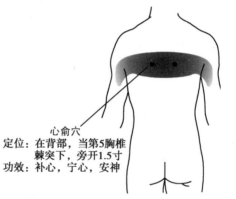

心俞穴
定位：在背部，当第5胸椎
　　　棘突下，旁开1.5寸
功效：补心，宁心，安神

图 2-73

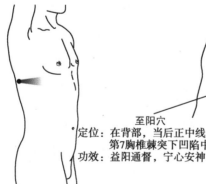
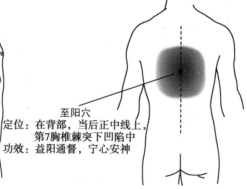

至阳穴
定位：在背部，当后正中线上，
　　　第7胸椎棘突下凹陷中
功效：益阳通督，宁心安神

图 2-74

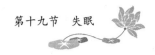

4. 神阙穴（图 2-75）单点温和灸，自觉热感深透至腹腔，或出现表面不（微）热深部热现象，灸至热敏灸感消失。

5. 涌泉穴（图 2-76）双点温和灸，多出现透热或扩热等现象，灸至热敏灸感消失。

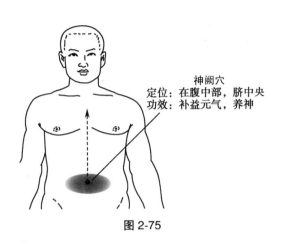

神阙穴
定位：在腹中部，脐中央
功效：补益元气，养神

图 2-75

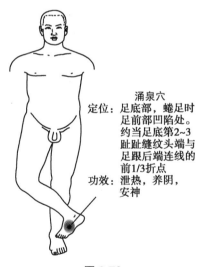

涌泉穴
定位：足底部，蜷足时足前部凹陷处。约当足底第2~3趾趾缝纹头端与足跟后端连线的前1/3折点
功效：泄热，养阴，安神

图 2-76

（三）灸疗疗程

每次选取上述 2 组穴位，每天 1 次，10 次为 1 个疗程，疗程间休息 2~5 天，共 2~3 个疗程。

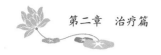

三、验案举例

病例 1：陶某，女，55 岁，入睡困难已 2 年。常整夜不能入睡，入睡后多梦，白天精神差，经治疗效果不佳。在双心俞穴探及穴位热敏，即于双心俞穴施双点温和灸，立感两股热流扩散并汇合成片，5 分钟后右心俞穴扩热不显，并感皮肤灼热，乃停灸右心俞穴，而左心俞穴沿后背成片状向腋下传导，10 分钟后向上肢内侧传导至肘尖，灸感持续约 30 分钟后热流沿其传导路线回缩至左心俞穴，仍有透热现象，15 分钟后感左心俞穴皮肤灼热后停灸，完成一次热敏灸治疗。第 2 日复诊大约睡 4 小时，晨起精神状态佳。继按上述方案探敏治疗 15 次后，每晚能入睡 5~6 小时，白天精神尚可。

病例 2：吴某，女，45 岁，睡眠差已 2 年。多梦易醒，有时整夜不能入睡，经常要口服安定才能入睡 3~4 小时。在百会穴探及穴位热敏，即对百会穴施单点温和灸，2 分钟后向四周扩散如手掌大小范围，并向颅内深透，感头颅温热舒适，昏昏欲睡，透热灸感持续约 30 分钟后渐回缩并感施灸点皮肤灼热后停灸，完成一次热敏灸治疗，治疗后感整个身体精神放松，并感淡淡睡意。次日就诊，患者诉昨晚约睡 3 小时，精神有所好转。治疗时在至阳穴探及穴位热敏，热敏灸 5 分钟后出现扩热感，并向胸腔深透，灸感持续约 40 分钟后热流渐回缩并感施灸点皮肤灼热后停灸，完成一次热敏灸治疗。第 3 日复诊，患者诉昨晚未服安定入睡 5 小时，晨起精力充沛。继续按上述方法探敏治疗 15 次后，每晚能入睡 5~6 小时，无恶梦，白天精神佳，食欲佳。

四、专家提示

1. 热敏灸能安神定志，对治疗失眠疗效较好，且无药物的副作用，但对长期依赖安眠药的患者则效果较差。

2. 养成良好的睡眠习惯，生活有规律，可睡前温水泡脚，晚餐不宜过饱，睡前不饮茶和咖啡等饮料。

第二十节

过敏性鼻炎

过敏性鼻炎是指鼻黏膜接触变应原后，由免疫球蛋白介导的炎症反应及其引发的一系列鼻部症状。中医学认为本病的内因多与肺、脾、肾等脏腑功能失调及个人先天体质有关，外因多为六淫邪气侵袭鼻窍。

一、临床表现

1. 有半年以上典型的过敏病史。

2. 喷嚏：每天数次阵发性发作，多在晨起时或夜晚接触过敏原后立刻发作。

3. 清涕：为大量清水样鼻涕，有时可不自觉从鼻孔滴下。

4. 鼻塞：轻重程度不一，间歇性或持续性，单侧、双侧或两侧交替，表现不一。

5. 鼻痒：大多数感觉鼻内发痒，花粉症可伴有眼睛、外耳道、软腭等处发痒。

6. 有不同程度的嗅觉减退。

二、治疗方法

按照热敏灸技术要点中"十六字技术要诀"对施灸部位与施灸剂量进行定位定量规范操作。

（一）热敏穴位探查

对穴位热敏高发部位上印堂、通天、风池、肺俞、神阙等穴区进行穴位热敏探查，标记热敏穴位。

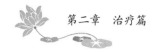
（二）治疗操作

1. 上印堂穴（图 2-77）单点温和灸，自觉热感扩散至整个额部或额部紧压感，灸至热敏灸感消失。

2. 通天穴（图 2-78）双点温和灸，自觉热感深透或扩散或紧压感，灸至热敏灸感消失。

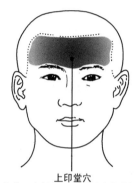

上印堂穴
定位：在额部，当两眉头之中间为印堂穴，在印堂穴上1寸
功效：祛风解表，通鼻窍

图 2-77

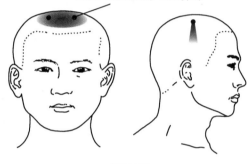

通天穴
定位：前发际正中直上4寸，旁开1.5寸
功效：疏风解表，宣通鼻窍

图 2-78

3. 风池穴（图 2-79）双点温和灸，自觉热感深透或向四周扩散或沿督脉上下传导，灸至热敏灸感消失。

4. 肺俞穴（图 2-80）双点温和灸，自觉热感透至胸腔或扩散至整个背部或热感向上肢传导，灸至热敏灸感消失。

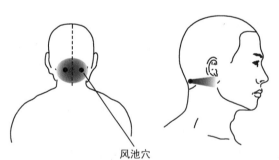

风池穴
定位：项部枕骨下，斜方肌上部外缘与胸锁乳突肌上端后缘之间凹陷处
功效：疏风解表，清利头目，宣通鼻窍

图 2-79

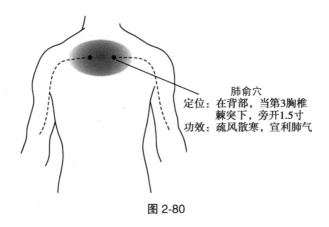

肺俞穴
定位：在背部，当第3胸椎
棘突下，旁开1.5寸
功效：疏风散寒，宣利肺气

图 2-80

5. 神阙穴（图 2-81）单点温和灸，自觉热感深透至腹腔，灸至热敏灸感消失。

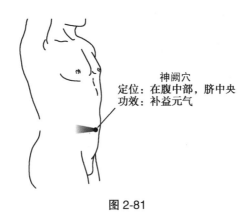

神阙穴
定位：在腹中部，脐中央
功效：补益元气

图 2-81

（三）灸疗疗程

每次选取上述 2~3 组穴位，每天 1 次，10 次为 1 个疗程，疗程间休息 2~5 天，共 2~3 个疗程。

三、验案举例

病例 1：康某，男，50 岁，晨起流清涕、鼻塞、打喷嚏 6 年。近一年来症状加重，医院诊断过敏性鼻炎。右肺俞穴、上印堂穴探及穴位热敏。对右肺俞穴施单点温和灸，温热感逐渐扩散，几分钟后感

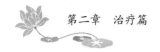

整个背部温热舒适,约 5 分钟后热流继续向内渗透,徐徐注入胸腔内,该灸感持续约 40 分钟后,热感范围变小,并感表面皮肤有灼热痛感,遂停灸。换灸上印堂穴,自觉热感扩散至整个前额,并觉前额紧压感,非常舒适,灸感持续约 20 分钟后渐回缩并感施灸点皮肤灼热,完成一次热敏灸治疗。继续按上述方案探敏治疗 10 次,症状消失。

病例 2:陈某,女,47 岁,晨起流清涕、鼻塞 5 年余。每于天气变化时加重,十分烦恼,医院诊断过敏性鼻炎。经探查右通天穴、上印堂穴存在穴位热敏。对上印堂穴施单点温和灸,感热流渗入鼻腔,并自觉前额"酸胀压迫感",双眼湿润,鼻腔流大量清涕,此灸感持续约 35 分钟后上印堂穴局部皮肤感灼热后停灸。换灸右通天穴,感热流徐徐入脑,并扩散至整个头颅,自觉头颅温热,灸感持续约 30 分钟后,透热、扩热现象消失,并感皮肤灼热,乃停灸右通天穴,完成一次热敏灸治疗。治疗结束后鼻塞、流清涕等症明显减轻。继续按上述方案探敏治疗 12 次,症状消失。

四、专家提示

1. 热敏灸温阳通气,增强免疫力,能有效治疗过敏性鼻炎。
2. 尽量远离变应原,注意气候变化,防寒保暖,加强锻炼,增强抵抗力。

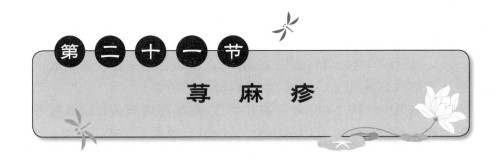

第二十一节

荨麻疹

荨麻疹是指皮肤黏膜的毛细血管扩张，充血，大量液体渗出，皮肤局部水肿。其特征是全身泛发风团，皮疹来去迅速，消退不留痕迹，自觉痒甚。中医学认为本病与风邪外侵、营卫失调有关。

一、临床表现

1. 突然发生大小不等的、红色或白色风团，数小时后又迅速消失，并不断成批发出。每日发生一批或几批，持续 1 周至 1 个月左右停止发生。

2. 慢性者反复发作，长达数周、数月甚至数年。

3. 黏膜也可受累：发生在胃肠道可有腹痛及腹泻，如生在喉头黏膜可有闷气、呼吸困难，甚至引起窒息。

4. 常有进食某种蛋白质类食物史或药物过敏史。如鱼、虾等海鲜；或对冷空气过敏；或体内有肠寄生虫、慢性病灶；或和日光、热、摩擦和压力等物理因素有关。

二、治疗方法

按照热敏灸技术要点中"十六字技术要诀"对施灸部位与施灸剂量进行定位定量规范操作。

（一）热敏穴位探查

对穴位热敏高发部位肺俞、至阳、神阙、曲池、血海、三阴交等穴区进行穴位热敏探查，标记热敏穴位。

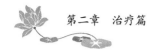

（二）治疗操作

1. 肺俞穴（图 2-82）双点温和灸，自觉热感透至胸腔或扩散至整个背部或热感向上肢传导，灸至热敏灸感消失。

2. 至阳穴（图 2-82）单点温和灸，自觉热感透至胸腔或沿背部正中向上传导或向上肢传至肘关节，灸至热敏灸感消失。

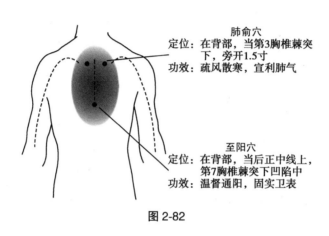

肺俞穴
定位：在背部，当第3胸椎棘突下，旁开1.5寸
功效：疏风散寒，宣利肺气

至阳穴
定位：在背部，当后正中线上，第7胸椎棘突下凹陷中
功效：温督通阳，固实卫表

图 2-82

3. 神阙穴（图 2-83）单点温和灸，自觉热感深透至腹腔，灸至热敏灸感消失。

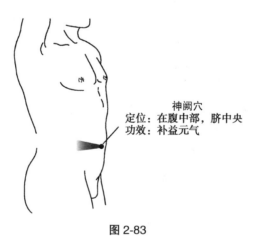

神阙穴
定位：在腹中部，脐中央
功效：补益元气

图 2-83

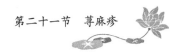

4. 曲池穴（图 2-84）双点温和灸，自觉热感深透向上或向下沿手阳明大肠经传导，灸至热敏灸感消失。

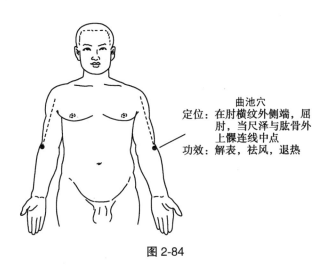

曲池穴
定位：在肘横纹外侧端，屈肘，当尺泽与肱骨外上髁连线中点
功效：解表，祛风，退热

图 2-84

5. 血海穴（图 2-85）双点温和灸，自觉热感深透或向上或向下沿足太阴脾经传导，灸至热敏灸感消失。

6. 三阴交穴（图 2-86）双点温和灸，自觉热感深透或向上或向下沿足太阴脾经传导，灸至热敏灸感消失。

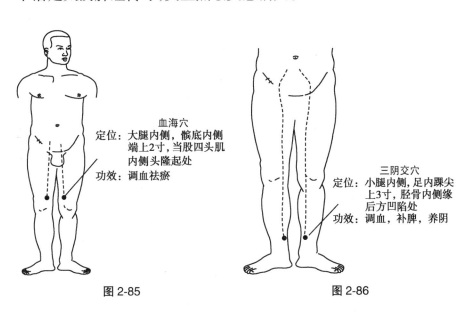

血海穴
定位：大腿内侧，髌底内侧端上2寸，当股四头肌内侧头隆起处
功效：调血祛瘀

图 2-85

三阴交穴
定位：小腿内侧，足内踝尖上3寸，胫骨内侧缘后方凹陷处
功效：调血，补脾，养阴

图 2-86

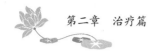

（三）灸疗疗程

每次选取上述 2~3 组穴位，每天 1 次，10 次为 1 个疗程，疗程间休息 2~5 天，共 2~3 个疗程。

三、验案举例

病例 1：黄某，女，21 岁，荨麻疹病史 3 年。双上肢成团状红色皮疹伴瘙痒一天，口干、心烦。在神阙穴、双肺俞穴探及穴位热敏，当即对神阙施单点温和灸。患者立感热流向下腹部扩散，感下腹部温暖舒适，灸感持续约 30 分钟热流渐回缩至神阙穴，并感局部皮肤灼热，乃停灸神阙穴。换灸双肺俞穴，于数分钟后感热流如"水注"向皮肤深部灌注，感胸腔深部温热，并沿后背正中向上呈片状扩散，约 5 分钟后整个肩背部感到温热，灸感持续约 40 分钟后热流渐回缩至双肺俞穴，并感皮肤灼热后停灸，完成一次热敏灸治疗。继续按上述治疗方案探敏治疗 12 次，同时嘱每晚睡前自灸神阙穴半小时，上述症状消失，3 个月后随访无复发。

病例 2：贺某，男，32 岁，肩背部皮肤瘙痒、皮疹反复出现有 2 年余，医院诊断为荨麻疹，虽经中西药治疗，疗效不佳。在双肺俞穴处探及穴位热敏。即于双肺俞穴处施双点温和灸，数分钟后感热流缓缓渗入皮肤，并明显扩热，10 分钟后整个肩背部感到温热似有蚁行感，约 30 分钟后热流沿上臂外侧片状下行，到肘关节曲池穴附近停止，继在曲池穴行"接力"热敏灸，感热流继续沿前臂外侧下行至食指，灸感持续约 15 分钟后热感回缩至曲池穴并感皮肤灼热，乃停灸曲池穴。约 25 分钟后，热流回缩至双肺俞穴，且皮肤表面灼热，遂停灸双肺俞穴，完成一次热敏灸治疗。次日复诊，皮肤瘙痒明显好转，皮疹颜色变淡。继按上述治疗方案探敏治疗 10 次，上述症状消失。嘱家属每晚睡前温和灸双肺俞穴半小时，每日 1 次，连续 10 天，以巩固疗效。3 个月后随访无复发。

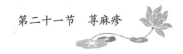

四、专家提示

1. 热敏灸祛风解表,活血通阳,调节免疫,改善内环境,对本症有一定疗效。但还应积极寻找并去除病因。

2. 保持生活规律,加强体育锻炼,增强体质,适应寒热变化。

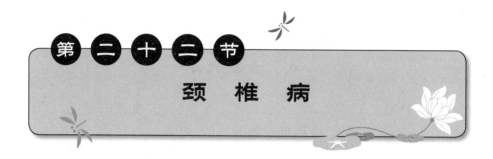

第二十二节

颈 椎 病

颈椎病是指因颈椎退行性变引起颈椎管或椎间孔变形、狭窄，刺激、压迫颈部脊髓、神经根、交感神经造成其结构或功能性损害所引起的一系列症状。中医学认为本病是因气血不能濡养筋骨，或颈项部创伤，导致经络阻塞，气血运行不畅所致。

一、临床表现

1. **颈型**　颈部症状如枕项部疼痛，肌肉僵硬，活动受限，局部压痛；X线提示生理曲度变化及不稳；除外颈部其他疾患。

2. **神经根型**　其主要症状病变在颈5以上者可见颈肩痛或颈枕痛及枕部麻木等；在颈5以下者可见颈僵，活动受限，有一侧或两侧颈、肩、臂放射痛，并伴有手指麻木、上肢发沉、无力、持物坠落等症状。

3. **椎动脉型**　常见症状为当头颈活动到某一位置时，突然发生眩晕及下肢麻木无力而摔倒，意识往往清楚；椎动脉造影对诊断有帮助。

4. **交感神经型**　主要表现为主观症状，如枕部疼痛、头沉、头晕或偏头痛、心慌、胸闷、肢凉或手足发热、四肢酸胀等。

5. **脊髓型**　其临床表现可见上肢或下肢、一侧或两侧的麻木、酸软无力，颈颤臂抖，甚者可表现为不同程度的全痉挛性瘫痪，如活动不便、步态笨拙、走路不稳，以致卧床不起，甚至呼吸困难，四肢僵硬等。

6. **其他型颈椎病**　其他型如食道型颈椎病，颈椎椎体前鸟嘴样增生压迫食道引起吞咽困难等，此经食道钡剂造影可证实。

二、治疗方法

热敏灸的适应证为颈型、神经根型、椎动脉型3型,按照热敏灸技术要点中"十六字技术要诀"对施灸部位与施灸剂量进行定位定量规范操作。

（一）热敏穴位探查

对穴位热敏高发部位神庭、风府、风池、大椎、颈夹脊、肺俞、肩井、至阳穴区进行穴位热敏探查,标记热敏穴位。

（二）治疗操作

首先对风府、大椎、至阳等穴区循经往返灸10~15分钟以温热局部气血,加强敏化,再施以温和灸发动感传,开通经络,然后按以下分型治疗。

1. 颈型

（1）颈夹脊穴压痛点（图2-87）单点温和灸,自觉热感透向项背部并向四周扩散或自觉项背部有紧、压、酸、胀、痛感,灸至热敏灸感消失。

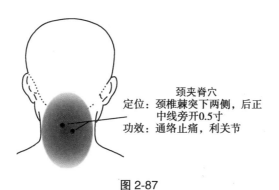

颈夹脊穴
定位：颈椎棘突下两侧,后正中线旁开0.5寸
功效：通络止痛,利关节

图 2-87

（2）肩井穴压痛点（图2-88）单点温和灸,自觉热感透向项背部及上肢扩散或自觉肩部有紧、压、酸、胀、痛感,灸至热敏灸感消失。

（3）风池、大椎穴（图2-89）三角温和灸,自觉热感沿督脉传至项背部,灸至热敏灸感消失。

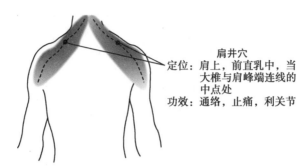

肩井穴
定位：肩上，前直乳中，当
大椎与肩峰端连线的
中点处
功效：通络，止痛，利关节

图 2-88

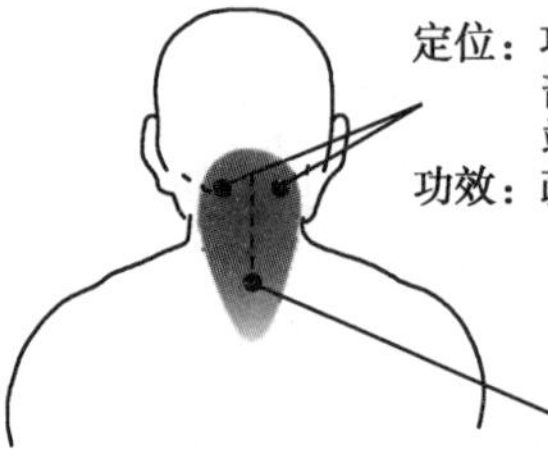

风池穴
定位：项部枕骨下，斜方肌上
部外缘与胸锁乳突肌上
端后缘之间凹陷处
功效：疏风解表，通络止痛

大椎穴
定位：在后正中线上，第7颈椎
棘突下凹陷中
功效：祛风解表，通络止痛

图 2-89

2. 神经根型

（1）颈夹脊穴压痛点（图 2-90）单点温和灸，自觉热感透向项背部并向四周扩散或自觉项背部有紧、压、酸、胀、痛感，灸至热敏灸感消失。

（2）肩井穴压痛点（图 2-91）单点温和灸，自觉热感透向项背部及上肢扩散或自觉肩部有紧、压、酸、胀、痛感，灸至热敏灸感消失。

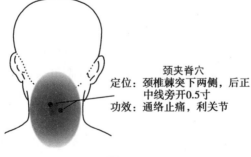

颈夹脊穴
定位：颈椎棘突下两侧，后正
中线旁开0.5寸
功效：通络止痛，利关节

图 2-90

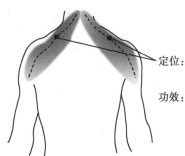

肩井穴
定位：肩上，前直乳中，当
大椎与肩峰端连线的
中点处
功效：通络，止痛，利关节

图 2-91

（3）大椎、肺俞穴（图 2-92）三角温和灸，自觉热感向项背部
及上肢扩散传导至腕部，如感传不能至腕部，可再取一支点燃的艾
条放置感传所达部位的端点，进行温和灸，依次接力使感传到达腕
部，灸至热敏灸感消失。

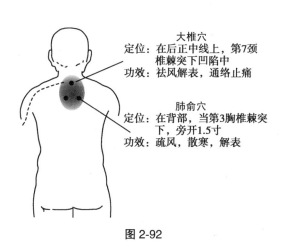

大椎穴
定位：在后正中线上，第7颈
椎棘突下凹陷中
功效：祛风解表，通络止痛

肺俞穴
定位：在背部，当第3胸椎棘突
下，旁开1.5寸
功效：疏风，散寒，解表

图 2-92

3. 椎动脉型

神庭、大椎穴（图 2-93）双点温和灸，患者自觉热感透向穴位
深部或发生扩热、传热。灸至热敏灸感消失。

（三）灸疗疗程

每次选取上述 2~3 组穴位，每天 1~2 次，10 次为 1 个疗程，疗
程间休息 2~5 天，共 2~3 个疗程。

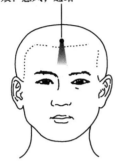

神庭穴

定位：在头部，当前发际正中直上0.5寸

功效：息风，通络

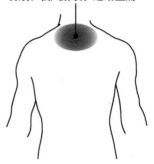

大椎穴

定位：在后正中线上，第7颈椎棘突下凹陷中

功效：祛风解表，通络止痛

图 2-93

三、验案举例

病例 1：王某，女，58 岁，颈项部酸痛 2 年，天气变化时酸痛加重。昨日因伏案工作时间较长而引起颈项部酸痛加重，摄片示颈椎病。在大椎、双风池穴探及穴位热敏，行三角热敏灸，5 分钟后感热流徐徐入里，并扩散成片，整个后项部温热舒适，30 分钟后热流渐回缩至双风池穴，并感皮肤灼热遂停灸，大椎穴仍有透热现象，继灸 5 分钟后皮肤灼热遂停灸，完成一次热敏灸治疗。嘱其自行艾灸项部压痛点每日 1 次，连续 10 天，症状消失，3 个月后随访无复发。

病例 2：李某，男，48 岁，颈项部酸痛 3 年，常感头晕、全身乏力，曾晕倒数次。在神庭穴、大椎穴附近探及穴位热敏，遂施行双点温和灸，10 分钟后神庭穴即感透热，感热流向颅内渗透，大椎穴出现扩透传现象，感热流沿后脑正中向上传至头顶，头颅温热舒适，灸感持续时间约 30 分钟左右渐回缩至神庭穴，感神庭穴皮肤灼热，遂停灸。继灸大椎穴，10 分钟后热流沿传导路线渐回缩至大椎，仍有透热现象，2 分钟后感皮肤灼热遂停灸，完成一次热敏灸治疗。治疗结束后患者感颈项部酸痛大减。第 2 天治疗时，在其颈 3 夹脊压痛点处找到热敏穴，施灸时感艾灸之温热徐徐透里，并自觉颈部有紧压感，持续 40 余分钟后热敏灸感消退，遂停灸。治疗

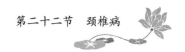

结束后颈项部轻松,活动自如,颈项部已无酸痛和压痛。继续按上法探敏治疗 10 次,3 个月后随访,未复发。

四、专家提示

1. 热敏灸能祛寒化湿、温通经脉,对于颈椎病的治疗、预防均有良好效果。

2. 低枕平卧休息,劳逸适合,减少颈部劳损,防风寒,适当颈项功能锻炼。

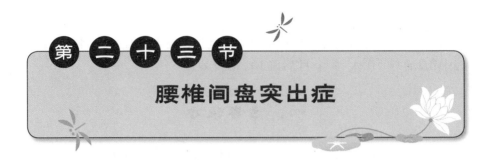

第 二 十 三 节

腰椎间盘突出症

腰椎间盘突出症主要是由于腰椎间盘退行性改变,椎间盘纤维环破裂,髓核突出,刺激或压迫相邻组织如脊神经根、脊髓等,从而产生腰部疼痛,一侧或双下肢麻木、疼痛等临床症状。本病多由损伤、劳损以及受寒着凉等所致。中医学认为本病与外伤、肾虚、风寒外袭关系密切。

一、临床表现

1. 常有腰部外伤、慢性劳损或感受寒湿史。

2. 腰痛:腰部及臀部感觉疼痛不适。

3. 一侧下肢或两侧下肢麻木、放射性疼痛,咳嗽喷嚏时疼痛加重。

二、治疗方法

按照热敏灸技术要点中"十六字技术要诀"对施灸部位与施灸剂量进行定位定量规范操作。

(一)热敏穴位探查

对穴位热敏高发部位腰俞、命门、至阳、关元俞、腰部压痛点、委中、承扶、阳陵泉、昆仑等穴区进行穴位热敏探查,标记热敏穴位。

(二)治疗操作

1. 腰俞、命门、至阳穴(图2-94)循经往返灸和接力灸,振奋督脉阳气,可觉热感沿背腰骶部督脉传导,灸至热敏灸感消失。

2. 腰部压痛点(图2-95)单点温和灸,自觉热感透向深部甚至腹腔或向四周扩散或自觉局部有紧、压、酸、胀、痛感或向下肢传导,灸至热敏灸感消失。

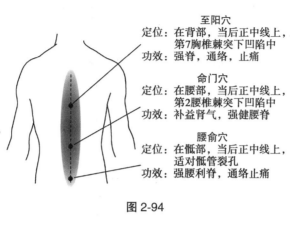

至阳穴
定位:在背部,当后正中线上,第7胸椎棘突下凹陷中
功效:强脊,通络,止痛

命门穴
定位:在腰部,当后正中线上,第2腰椎棘突下凹陷中
功效:补益肾气,强健腰脊

腰俞穴
定位:在骶部,当后正中线上,适对骶管裂孔
功效:强腰利脊,通络止痛

图 2-94

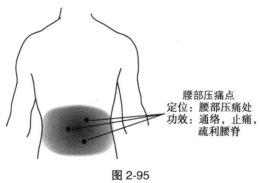

腰部压痛点
定位:腰部压痛处
功效:通络,止痛,疏利腰脊

图 2-95

3. 关元俞穴(图 2-96)患侧单点温和灸,自觉热感透向深部并向四周扩散或有紧、压、酸、胀、痛感或热感沿下肢传导,部分的感传可直接到达脚跟部,如感传仍不能传至脚跟部,再取一支点燃的艾条分别放置承扶、委中、阳陵泉、昆仑穴进行温和灸,依次接力使感传到达脚跟部,最后将两支艾条分别固定于昆仑和关元俞穴进行温和灸,灸至热敏灸感消失。

（三）灸疗疗程

每次选取上述 1~2 组穴位,每天 1 次,10 次为 1 个疗程,疗程间休息 2~5 天,共 1~2 个疗程。

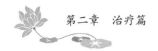

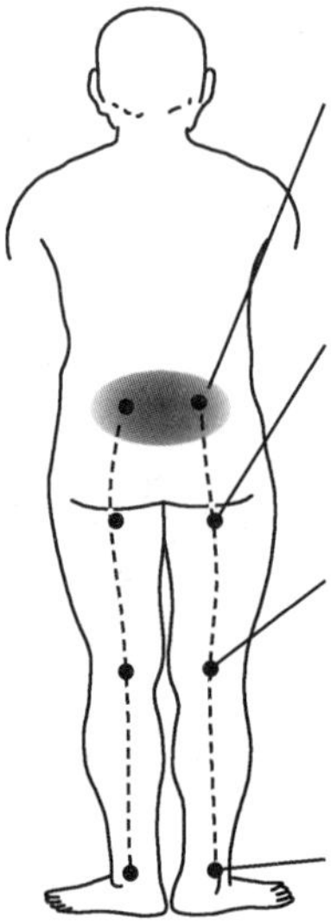

关元俞穴
定位：在腰部，当第5腰椎棘突
下，旁开1.5寸
功效：补益肾气，强壮腰脊

承扶穴
定位：在大腿后面，臀下横纹
的中点
功效：利腰脊，通络止痛

委中穴
定位：在腘横纹中点，当股二
头肌腱与半腱肌肌腱的
中间
功效：通络止痛，强腰利脊

昆仑穴
定位：在足部外踝后方，当外
踝尖与跟腱之间的凹陷
处
功效：通经，活络，止痛

图 2-96

三、验案举例

病例1：郑某，男，50岁，腰部伴左下肢疼痛反复发作5年。查CT示：L$_{4-5}$椎间盘突出，诊断为椎间盘突出症。现腰痛又发，并放射至左下肢，活动困难。在至阳、双关元俞处探查到穴位热敏，对此三穴施T形温和灸，5分钟后感觉热感由至阳穴处向里渗透，并深透至胸腔，10分钟后成2指宽带状热感由至阳沿着后背正中向下传导至腰骶部，并向腰骶深部扩散，持续20分钟左右，胸腔和腰骶部的热扩散感逐渐减弱，50分钟后后背正中带状热感减弱，回缩至施灸点并感皮肤灼热后停灸，完成一次热敏灸治疗。灸后感症状好转，疼痛酸麻感减轻。第2天复诊，在阳陵泉穴附近探查到穴位热敏，施接力热敏灸治疗，热感传至腰部。治疗7次后，腰部疼痛明显减轻，能直腰行走，腰部功能活动明显好转。嘱按上法自行温和灸腰部，每天1次，每次1穴，3周后随访，症状基本消失。

病例2：王某，男，45岁，有腰椎间盘突出症病史。10天前因受寒腰部疼痛又发，右腰部疼痛伴右下肢放射痛，虽经牵引、按摩及药物治疗，疗效不佳。在右关元俞穴处探及穴位热敏。于右关元俞施单点温和灸,数分钟后右足背局部感到温热,灸感持续约15分钟后,感热流下传至右阳陵泉穴附近,异常舒适。此灸感持续长达2小时后热流渐回缩至右关元俞并感皮肤灼热,乃停灸。完成一次热敏灸治疗。灸后腰部疼痛明显减轻,右下肢外侧无放射痛。继续按上述治疗方案探敏治疗12次后,患者诉腰部已无任何不适,下肢活动自如。半年后随访,未见复发。

四、专家提示

1. 热敏灸疏通经气,消炎镇痛,改善循环,对急性期与恢复期的腰椎间盘突出症保守治疗,具有其独特的疗效优势。

2. 急性期应睡硬板床,卧床休息,以减少突出物对神经根的刺激。症状明显好转后,可逐步进行背肌锻炼,并在腰围保护下,下地做轻微活动。

第二十四节

肩 周 炎

肩周炎是肩周围肌肉、肌腱、滑囊及关节囊的慢性损伤性炎症。主要表现肩部疼痛，活动受限，又称"冻肩""凝肩"或"漏肩风"。中医学认为本病因气血不足，营卫不固，风寒湿邪侵袭或外伤劳损等，致使筋脉收引，气血运行不畅，经脉滞涩所致。

一、临床表现

1. 大部分有外伤、劳损及受凉史。
2. 肩痛：常常夜间加重，不敢患侧卧床，疼痛多向周围放射。
3. 肩关节活动时疼痛，受限明显，有时出现梳头、洗脸、穿衣服不便。
4. 肩前、后、外侧可有压痛。
5. 严重者肩部肌肉萎缩等。

二、治疗方法

按照热敏灸技术要点中"十六字技术要诀"对施灸部位与施灸剂量进行定位定量规范操作。

（一）热敏穴位探查

对穴位热敏高发部位肩部压痛点、膏肓俞、肩井等穴区进行穴位热敏探查，标记热敏穴位。

（二）治疗操作

1. 肩部压痛点（图 2-97）单点温和灸，自觉热感透向深部并向四周扩散或自觉酸、胀、痛感，灸至热敏灸感消失。

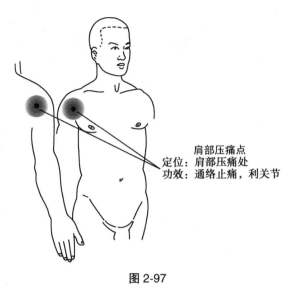

肩部压痛点
定位：肩部压痛处
功效：通络止痛，利关节

图 2-97

2. 膏肓俞穴（图 2-98）患侧单点温和灸，自觉热感沿腋下及上臂后内侧传至肘关节，灸至热敏灸感消失。

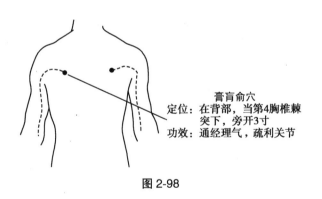

膏肓俞穴
定位：在背部，当第4胸椎棘
突下，旁开3寸
功效：通经理气，疏利关节

图 2-98

3. 肩井穴（图 2-99）患侧单点温和灸，自觉热感透向深部并向四周扩散或有紧、压、酸、胀、痛感或热感沿上肢传导，部分的感传可直接到腕部，如感传仍不能传至腕部，再取一支点燃的艾条分别放置肩髃、臂臑、曲池、手三里、外关穴进行温和灸，依次接力使感传到达手背部，最后将两支艾条分别固定于肩井穴、手三里穴（图 2-100）进行温和灸，灸至热敏灸感消失。

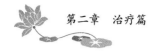

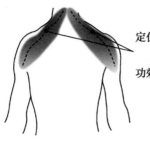

肩井穴

定位：肩上，前直乳中，当大椎与肩峰端连线的中点处

功效：通络止痛，利关节

图 2-99

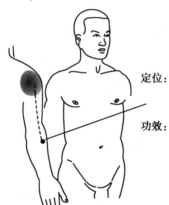

手三里穴

定位：在前臂背面桡侧，当阳溪与曲池连线上，肘横纹下2寸处

功效：疏经通络，止痛

图 2-100

（三）灸疗疗程

每次选取上述 1~2 组穴位，每天 1 次，10 次为 1 个疗程，疗程间休息 2~5 天，共 2~3 个疗程。

三、验案举例

病例 1：周某，女，46 岁，左肩关节酸胀疼痛、活动受限 3 个月，受寒和夜间加重，诊断为肩周炎。在左肩前穴区压痛点处可探及穴位热敏。即施单点温和灸，患者感局部透热酸胀明显，持续时间达 30 分钟后，透热酸胀消失乃停灸。第 2 天复诊，左肩关节活动度增加，疼痛减轻，昨晚睡眠好。共按上法于左肩前穴施热敏灸 15 次后，左肩关节已无疼痛，活动基本正常，3 个月后随访无复发。

病例 2：戴某，女，52 岁，左肩关节酸胀疼痛、活动明显受限，无法穿衣 2 个月，受寒和夜间疼痛加重，夜不能寐，诊断为肩周炎。在左肩井穴区附近可探及穴位热敏。即施单点温和灸，数分钟后感热流如"水注"向皮肤深部灌注，整个左肩背部感到温热，约 30 分钟后，热流沿上臂外侧下行，经行接力热敏灸，热流可达左手拇指附近，即感左上肢温热感，左肩关节疼痛明显减轻。灸感持续约 15 分钟后热感渐回缩至并感左肩井穴区皮肤灼热，乃停灸，完成一次热敏灸治疗。灸后左肩关节轻微疼痛，左上肢上举、外展、后伸动作均好转。继续按以上方案探敏治疗 20 次，同时嘱加强肩关节活动。治疗结束后左肩关节疼痛消失，活动自如。3 个月后未复发。

四、专家提示

1. 热敏灸疏通经络以消炎镇痛，亦可行无痛瘢痕灸，治疗肩周炎往往能收到奇特疗效。

2. 肩周炎经治疗疼痛缓解后，应积极进行肩关节的功能锻炼，促进康复。

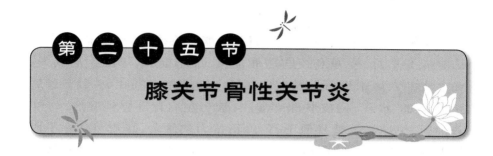

第二十五节

膝关节骨性关节炎

膝关节骨性关节炎是指关节软骨出现原发性或继发性退行性改变，并伴软骨下骨质增生，从而使关节逐渐被破坏及产生畸形，影响膝关节功能的一种退行性疾病。中医学认为本病因慢性劳损、受寒、外伤或年老体弱、肝肾亏损、气血不足而致。

一、临床表现

1. 膝关节疼痛或僵硬感，行走和上下楼梯时疼痛明显。
2. 膝关节活动受限，肿胀，行走时膝关节摇摆不稳。
3. 晨僵，清晨一开始活动时，感膝盖发硬、沉重、迟钝且疼痛。
4. 膝关节活动时有骨响声。

二、治疗方法

按照热敏灸技术要点中"十六字技术要诀"对施灸部位与施灸剂量进行定位定量规范操作。

（一）热敏穴位探查

对穴位热敏高发部位局部压痛点、内膝眼、外膝眼、梁丘、阴陵泉、血海、阳陵泉等穴区进行穴位热敏探查，标记热敏穴位。

（二）治疗操作

1. 膝部压痛点（图2-101）单点温和灸，自觉热感透至膝关节内或扩散至整个膝关节或局部有酸、胀、痛感，灸至热敏灸感消失。

2. 内、外膝眼穴（图2-102）患侧双点温和灸，自觉热感透至膝关节内并扩散至整个膝关节，灸至热敏灸感消失。

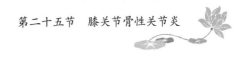

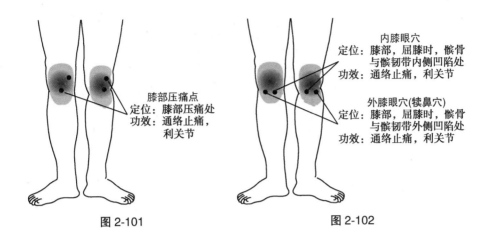

内膝眼穴
定位：膝部，屈膝时，髌骨
　　　与髌韧带内侧凹陷处
功效：通络止痛，利关节

膝部压痛点
定位：膝部压痛处
功效：通络止痛，
　　　利关节

外膝眼穴(犊鼻穴)
定位：膝部，屈膝时，髌骨
　　　与髌韧带外侧凹陷处
功效：通络止痛，利关节

图 2-101　　　　　　　　　　图 2-102

3. 梁丘、阴陵泉穴（图 2-103）双点温和灸，自觉热感透至膝关节内并扩散至整个膝关节，灸至热敏灸感消失。

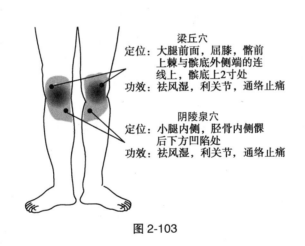

梁丘穴
定位：大腿前面，屈膝，髂前
　　　上棘与髌底外侧端的连
　　　线上，髌底上2寸处
功效：祛风湿，利关节，通络止痛

阴陵泉穴
定位：小腿内侧，胫骨内侧髁
　　　后下方凹陷处
功效：祛风湿，利关节，通络止痛

图 2-103

4. 血海、阳陵泉穴（图 2-104）双点温和灸，自觉热感透至膝关节内并扩散至整个膝关节，灸至热敏灸感消失。

（三）灸疗疗程

每次选取上述 1~2 组穴位，每天 1 次，10 次为 1 个疗程，疗程间休息 2~5 天，共 2~3 个疗程。

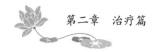

血海穴
定位：大腿内侧，髌底内侧端
　　　上2寸，当股四头肌内侧
　　　头隆起处
功效：调血祛瘀，通络止痛
阳陵泉穴
定位：小腿外侧部，腓骨头前
　　　下方凹陷处
功效：舒筋，通络，利关节

图 2-104

三、验案举例

病例 1：周某，女，53 岁，3 年前外感风寒后感左膝关节酸痛、轻微肿胀，晨起时疼痛较重，轻度活动后疼痛缓解。未引起重视，左膝关节反复出现肿胀疼痛，休息时也感疼痛，影响睡眠，上下楼梯须扶手支持，无法下蹲，稍做运动左腿发软，按摩治疗无效，诊断为膝关节骨性关节炎，经热敏灸治疗后一年余未发。近月来因劳累又发，左膝关节肿胀疼痛，上下楼梯须扶手帮助，无法下蹲。在左血海穴下 2 寸处、外膝眼穴探及穴位热敏。即选左血海穴下 2 寸处施单点温和灸，于数秒钟后感热流向皮肤深部灌注，约 5 分钟后，感热流下传穿透关节腔至左阳陵泉穴附近，故又在左阳陵泉穴施灸，立感热流迅速沿小腿外侧下传于外踝、足背，感外踝部热量大于施灸处，灸至 50 分钟后感左阳陵泉穴处皮肤灼痛，即停灸左阳陵泉穴。70 分钟后，热流回缩至左血海穴下 2 寸处，感皮肤灼痛，完成一次治疗。灸后感左膝关节疼痛减轻，当晚睡眠好。按上述治疗方案治疗 10 次，膝关节肿胀明显减轻，仅于上下楼梯时稍感左膝关节酸痛，下蹲稍感困难。继续按以上方案探敏治疗 10 次，左膝关节行走时无明显不适。

病例 2：何某，男，56 岁，右膝关节酸痛，肿胀 3 年。现行走不便，下蹲困难，诊断为膝关节骨性关节炎。在右内膝眼穴处探及穴位热敏，当即对右内膝眼穴施单点温和灸，于数秒钟后感热流如

"水注"向皮肤深部灌注,约 5 分钟后,感热流内传至整个膝关节深部,并感膝关节深部酸痛。40 分钟后,膝关节深部酸痛感消失,但仍有热感,50 分钟后热感消失,并感皮肤灼热疼痛,右内膝眼穴停灸。结束一次热敏灸治疗。灸后感右膝关节疼痛明显减轻,休息时不感疼痛。按上述治疗方案治疗 10 次,平地步行时不感疼痛,膝关节肿胀明显减轻,仅于上下楼梯时稍感右膝关节酸痛,下蹲已无困难。继续按以上方案探敏治疗 20 次,右膝关节行走时已无不适。

四、专家提示

1. 热敏灸疏通经气,消炎镇痛,改善循环,对膝关节骨性关节炎(伴肿胀)疗效可靠,可作为保守治疗的首选疗法。

2. 注意膝关节的防寒保暖,增强体质,减轻体重,避免久行、久立。

第二十六节
肌筋膜疼痛综合征

肌筋膜疼痛综合征又称肌筋膜炎,由于肌肉和筋膜的无菌性炎症刺激体表小神经而出现疼痛。中医学认为本病多由肌肉劳损、风寒湿邪闭阻经络,气血不通所致。

一、临床表现

1. 激痛点:其痛点较为固定,按压时,一触即发,产生剧痛,并向肢体远处传导。

2. 区域性疼痛:疼痛的部位常分布在一定的范围之内。

3. 区域疼痛的部位肌肉按压时有种绷紧带状感,沿绷紧带状区走行的某一点的剧烈点状触痛。

二、治疗方法

按照热敏灸技术要点中"十六字技术要诀"对施灸部位与施灸剂量进行定位定量规范操作。

(一)热敏穴位探查

对穴位热敏高发部位局部痛点穴、胸夹脊穴、膏肓俞、至阳、腰阳关、大肠俞、手三里、阳陵泉等穴区进行穴位热敏探查,标记热敏穴位。

(二)治疗操作

1. 项背部

(1)局部压痛点(图 2-105)单点温和灸,自觉热感透向深部并向四周扩散或自觉局部有紧、压、酸、胀、痛感,灸至热敏灸感消失。

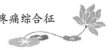

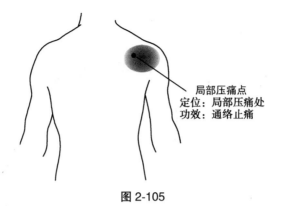

局部压痛点
定位：局部压痛处
功效：通络止痛

图 2-105

（2）膏肓俞穴（图 2-106）患侧单点温和灸，自觉热感透向深部并向四周扩散或传至上肢，部分的感传可到达腕关节，如感传仍不能下至腕关节，再取一支点燃的艾条放置感传所达部位的远心端点，进行温和灸，依次接力使感传到达腕关节，最后将两支艾条分别固定于膏肓俞和腕关节进行温和灸，灸至热敏灸感消失。

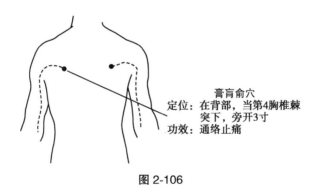

膏肓俞穴
定位：在背部，当第4胸椎棘
突下，旁开3寸
功效：通络止痛

图 2-106

（3）至阳穴（图 2-107）单点温和灸，自觉热感深透或沿督脉向上向下传导或传至病痛部位，灸至热敏灸感消失。

2. 腰骶部

（1）腰骶部压痛点（图 2-108）温和灸，自觉热感透向深部并向四周扩散或自觉局部有紧、压、酸、胀、痛感，灸至热敏灸感消失。

（2）腰阳关穴（图 2-109）单点温和灸，自觉热感深透或沿督脉向上向下传导或传至病痛部位，灸至热敏灸感消失。

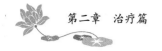

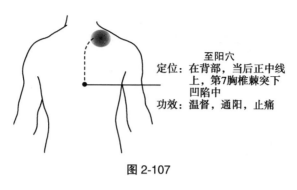

至阳穴
定位：在背部，当后正中线
　　　上，第7胸椎棘突下
　　　凹陷中
功效：温督，通阳，止痛

图 2-107

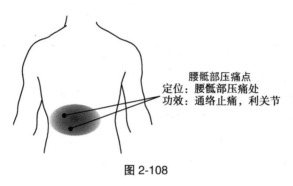

腰骶部压痛点
定位：腰骶部压痛处
功效：通络止痛，利关节

图 2-108

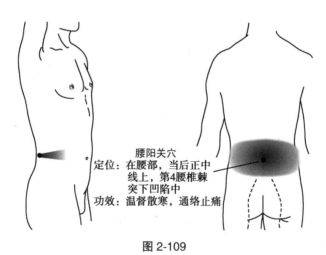

腰阳关穴
定位：在腰部，当后正中
　　　线上，第4腰椎棘
　　　突下凹陷中
功效：温督散寒，通络止痛

图 2-109

（3）大肠俞穴（图 2-110）患侧单点温和灸，自觉热感透向深部并向四周扩散或传至下肢，部分的感传可到达踝关节，如感传仍不能下至踝关节，再取一支点燃的艾条放置感传所达部位的远心端点,进行温和灸,依次接力使感传到达踝关节,最后将两支艾条分别固定于大肠俞和踝关节进行温和灸,灸至热敏灸感消失。

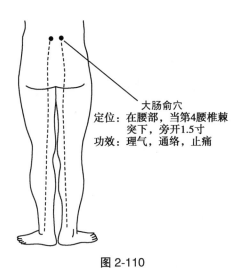

大肠俞穴
定位:在腰部,当第4腰椎棘
突下,旁开1.5寸
功效:理气,通络,止痛

图 2-110

3. 上肢

（1）局部压痛点（图 2-111）单点温和灸,自觉热感透向深部并向四周扩散或自觉局部有紧、压、酸、胀、痛感,灸至热敏灸感消失。

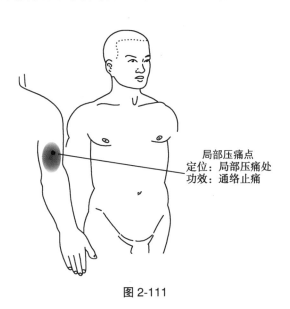

局部压痛点
定位:局部压痛处
功效:通络止痛

图 2-111

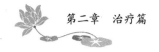

（2）手三里穴（图 2-112）患侧单点温和灸，自觉热感深透或向上或向下沿手阳明大肠经传导，灸至热敏灸感消失。

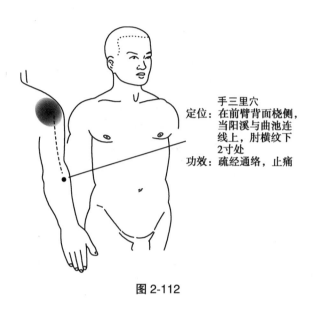

手三里穴
定位：在前臂背面桡侧，当阳溪与曲池连线上，肘横纹下2寸处
功效：疏经通络，止痛

图 2-112

4. 下肢

（1）局部压痛点（图 2-113）单点温和灸，自觉热感透向深部并向四周扩散或自觉局部有紧、压、酸、胀、痛感，灸至热敏灸感消失。

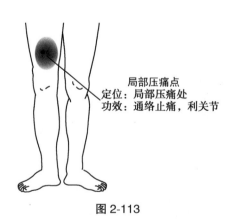

局部压痛点
定位：局部压痛处
功效：通络止痛，利关节

图 2-113

（2）阳陵泉穴（图 2-114）患侧单点温和灸，自觉热感深透或向上或向下沿足少阳胆经传导，灸至热敏灸感消失。

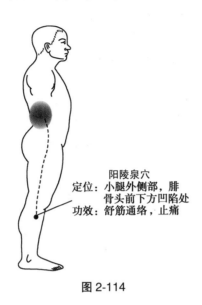

阳陵泉穴
定位：小腿外侧部，腓
　　　骨头前下方凹陷处
功效：舒筋通络，止痛

图 2-114

（三）灸疗疗程

每次于疼痛邻近区域选取上述 2~3 组穴位，每天 1 次，10 次为 1 个疗程，疗程间休息 2~5 天，共 2 个疗程。

三、验案举例

病例 1：安某，男，31 岁，右侧项部酸胀疼痛不适半年，加重 5 天。经查体，右侧颈项肌肉僵硬，于天柱穴可触及一条索状硬物，明显压痛，颈椎 X 线正侧位片未见明显异常。在天柱穴探查探及穴位热敏，即行单点温和灸，数秒钟后感热流徐徐入内，5 分钟后扩散成片，感整个后颈项部温热感，35 分钟后，扩热现象消失，续灸 10 分钟后，透热现象消失，并感皮肤灼热，乃停灸。完成一次热敏灸治疗。次日复诊，颈项部酸痛不适减轻，按上述方法探敏治疗 10 次，颈项部条索状硬物消失，酸胀疼痛感消失，未探及热敏穴位。3 个月后随访，未复发。

病例 2：齐某，女，36 岁，左肩背疼痛 2 年，加剧 3 天。现活动

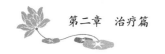

时疼痛加剧,在左肩胛天宗穴附近可触及条索状结节改变,明显压痛。在至阳、左天宗穴探及穴位热敏,即于上述二穴处施双点温和灸,立感左天宗、至阳穴均有明显透扩传热现象,于数分钟后感热流如"水注"向整个肩背部深部灌注,整个左肩背部感到温热,灸感持续约30分钟后肩背部热感均回缩并感施灸点皮肤灼热,遂停灸。完成一次热敏灸治疗。第二、三次治疗如前,症状大为减轻。连续治疗15次后复诊,症状消失。3个月后随访,未复发。

四、专家提示

1. 热敏灸治疗本病疗效好,应早诊断早治疗。如已出现肌肉硬结,疗程会延长,必要时加穴位注射。

2. 避风寒,慎起居,夏天不要贪凉席地而卧。

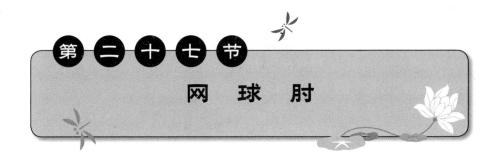

第二十七节

网 球 肘

网球肘是肘部肌腱附着处慢性损伤性炎症,出现肘关节外上方及前臂的放射性疼痛不适感。中医学认为营卫不固、寒湿侵袭肘部经络,气血阻滞不畅或长期从事旋前、伸腕等剧烈活动,使筋脉损伤、瘀血内停等而致本病。

一、临床表现

1. 本病好发于网球运动员、提琴手、水电工、家庭妇女等。

2. 肘外方痛:肘关节外侧疼痛,尤以前臂旋转、腕关节活动时为明显,可沿前臂肌肉向下放射疼痛不适感,握物无力,做拧毛巾、扫地等动作疼痛加重,手不能平举重物。

二、治疗方法

按照热敏灸技术要点中"十六字技术要诀"对施灸部位与施灸剂量进行定位定量规范操作。

(一)热敏穴位探查

对穴位热敏高发部位局部压痛点、厥阴俞、手三里、阳陵泉(健侧)进行穴位热敏探查,标记热敏穴位。

(二)治疗操作

1. 局部压痛点(图2-115)单点温和灸,自觉热感透向深部并向四周扩散或自觉深部有紧、压、酸、胀、痛感,灸至热敏灸感消失。

2. 厥阴俞穴(图2-116)双点温和灸,自觉热感沿腋下及上臂后外侧传至肘关节处,灸至热敏灸感消失。

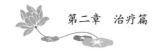

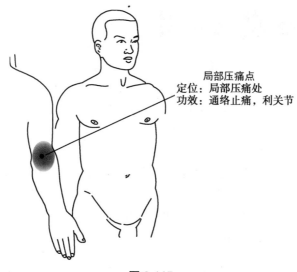

局部压痛点
定位：局部压痛处
功效：通络止痛，利关节

图 2-115

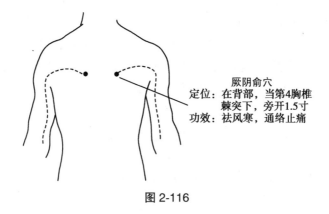

厥阴俞穴
定位：在背部，当第4胸椎
　　　棘突下，旁开1.5寸
功效：祛风寒，通络止痛

图 2-116

3. 手三里穴（图 2-117）单点温和灸，自觉热感深透，或向上或向下沿手阳明大肠经传导，灸至热敏灸感消失。

4. 阳陵泉穴（图 2-118）健侧单点温和灸，自觉热感透向深部或向上或向下沿足少阳胆经传导或自觉局部有紧、压、酸、胀、痛感，灸至热敏灸感消失。

（三）灸疗疗程

每次选取上述 1~2 组穴位，每天 1 次，10 次为 1 个疗程，疗程间休息 2~5 天，共 2 个疗程。

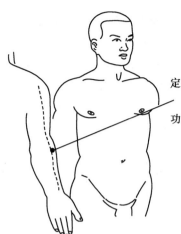

手三里穴
定位：在前臂背面桡侧，当阳溪与曲池连线上，肘横纹下2寸处
功效：疏经通络，消肿止痛

图 2-117

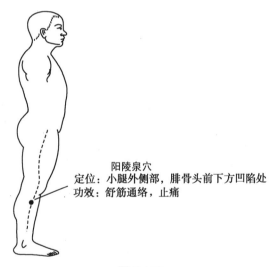

阳陵泉穴
定位：小腿外侧部，腓骨头前下方凹陷处
功效：舒筋通络，止痛

图 2-118

三、验案举例

病例1：王某，女，47岁，左肘关节疼痛1个月。肘关节外侧酸痛无力，提热水瓶、拧毛巾、前臂旋转时疼痛加剧，局部压痛明显。在左厥阴俞穴探及穴位热敏，即对左厥阴俞穴施单点温和灸，5分钟后感艾热向左肘关节附近传导，当即给予接力热敏灸，热感传至

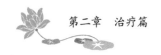

无名指末端,感整手臂温热舒适,灸至 35 分钟,热感沿传导路线回传。左厥阴俞穴仍感透热,继灸左厥阴俞穴 5 分钟,热感继续回缩至左厥阴俞穴,且皮肤感灼热后停灸,完成一次热敏灸治疗。第二天左肘关节肿痛明显减轻,继续按上法探敏治疗 13 天,肘关节肿痛消失。3 个月后随访未复发。

病例 2:陈某,女,49 岁,右肘关节疼痛 2 个月,就诊时肘关节疼痛无力,提热水瓶、拧毛巾疼痛加剧,局部压痛明显。在局部压痛处探及穴位热敏,热感下传至合谷穴附近,50 分钟后透热、传热现象消失,遂停灸。第二天复诊,右肘关节疼痛减轻,继续按上法探敏治疗 15 次,肘关节疼痛消失。3 个月后随访未复发。

四、专家提示

1. 热敏灸对无菌性炎症有较好的消炎镇痛作用。治愈后仍要防止肘部吹风、着凉,避免过劳,以免复发。

2. 从事反复伸屈肘关节工作的中老年人,应注意劳逸结合,适度进行有针对性的锻炼。

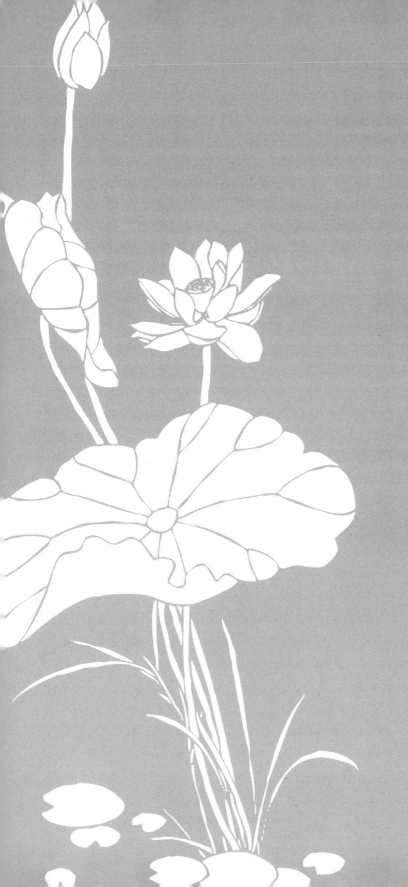

第三章　保健篇

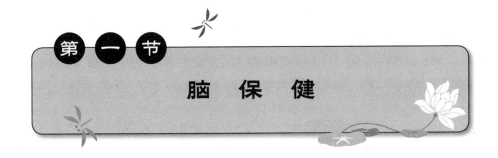

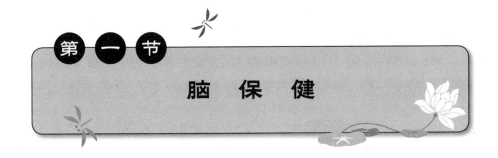

第一节

脑 保 健

一、保健对象

1. 经常从事脑力活动,强度较大,易产生脑疲劳的人群。
2. 出现脑疲劳综合征的人群。

二、自我判断

1. 入睡困难,易醒多梦,早晨醒来不愿起床,走路乏力,下肢发沉;不愿多讲话,声音细而短,自觉有气无力。
2. 不想参加社交,不愿见陌生人。
3. 坐下后不愿起来,时常呆想发愣。
4. 说话、工作时常出错,记忆力下降,反应迟钝,眼睛疲劳,哈欠不断。
5. 提不起精神,想用茶或者咖啡提神。
6. 口苦、无味、食欲差。
7. 心理紧张,心绪不宁,烦躁、易怒,思维紊乱,注意力分散等。

三、保健方法

按照热敏灸技术要点中"十六字技术要诀"对施灸部位与施灸剂量进行定位定量规范操作。

（一）热敏穴位探查

对穴位热敏高发部位百会、风池、命门、关元等穴区进行穴位热敏探查,标记热敏穴位。

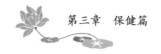

（二）保健操作

1. 百会穴（图 3-1）单点温和灸，可觉热感扩散，或透至脑内，或头皮重、压、紧，灸至热敏灸感消失。

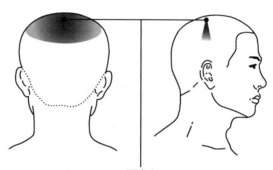

百会穴
定位：在头部，当前发际正中直上5寸，
　　　或两耳尖连线中点处
功效：健脑，安神

图 3-1

2. 风池穴（图 3-2）双点温和灸，可觉热感向头顶方向传导，或向深部渗透，灸至热敏灸感消失。

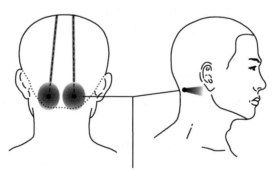

风池穴
定位：项部枕骨下，斜方肌上部外缘与胸
　　　锁乳突肌上端后缘之间凹陷处
功效：祛风解表，清利头目，利五官七窍

图 3-2

3. 命门穴（图 3-3）单点温和灸，可觉热感直透腹腔或出现表面不热深部热现象，或沿督脉传导，灸至热敏灸感消失。

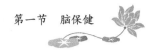

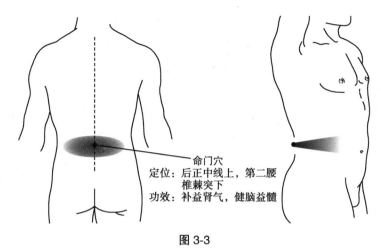

命门穴
定位：后正中线上，第二腰
椎棘突下
功效：补益肾气，健脑益髓

图 3-3

4. 关元穴（图 3-4）单点温和灸，可觉热感直透腹腔或出现表面不热深部热现象，灸至热敏灸感消失。

每次选取上述 2 组穴位，每 2 天 1 次，共 10 次，以后每月保健灸 4 次。

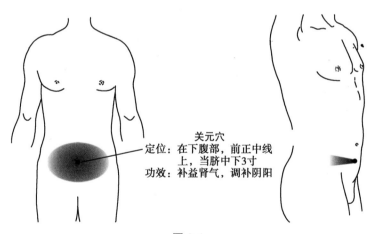

关元穴
定位：在下腹部，前正中线
上，当脐中下 3 寸
功效：补益肾气，调补阴阳

图 3-4

四、实效举例

张某，男，40 岁，近 3 个月来，经常感觉提不起精神，有气无力，不愿讲话，有时说话、写文章常出错，记忆力也明显下降，不易入

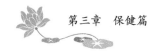

睡,且多梦,早晨醒来不愿起床,也不想参加社交活动,自觉口苦、无味。吃过中药,也做脑保健操,效果不佳,严重影响日常工作生活。在百会、双风池穴探及穴位热敏,对双风池穴行双点温和灸,即感明显扩热、传热,5分钟后热流汇合一片,15分钟后感热流呈线状上传于百会穴附近,即在百会穴施"接力"温和灸,热深透颅内,数分钟后整个头颅均有温热感,灸感持续约25分钟后渐回缩并感百会穴皮肤灼热后停灸,完成一次艾灸保健。艾灸后,即感头脑清爽,全身有力,谈笑风生。继续保健灸3次,睡眠改善,无梦。按上述方法进行热敏灸保健,每2天1次,1个月后症状消失。嘱其注意劳逸结合,避免用脑过度,经常做脑保健操,锻炼身体,积极参加户外活动,3个月未见复发。

五、专家提示

1. 热敏灸能改善大脑血流,帮助恢复脑细胞功能。同时要注意避免长时间的紧张工作,让大脑得到充分的休息。

2. 积极参加户外运动,多吃碱性食物,如海带、绿叶蔬菜、水果、豆类,少吃酸性食物,如肉类、糖类;补充一些富含维生素B、维生素E、蛋白质和必需的脂肪酸及矿物质的干果。

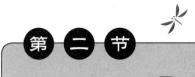

睡 眠 保 健

一、保健对象

多梦、易醒、睡眠不实的人群。

二、自我判断

1. 入睡困难,易醒,晨醒过早,睡眠不实。

2. 常感到头昏脑涨、精神萎靡、倦怠无力、纳谷不香、食欲不振、注意力不集中、记忆力减退。

三、保健方法

按照热敏灸技术要点中"十六字技术要诀"对施灸部位与施灸剂量进行定位定量规范操作。

(一)热敏穴位探查

对穴位热敏高发部位百会、心俞、关元、涌泉等穴区进行穴位热敏探查,标记热敏穴位。

(二)保健操作

1. 百会(图3-5)单点温和灸,自觉热感深透至脑内,或向前额或向后项沿督脉传导,灸至热敏灸感消失。

2. 心俞穴(图3-6)双点温和灸,自觉热感深透至胸腔,或向上肢传导,或出现表面不(微)热深部热现象,灸至热敏灸感消失。

3. 关元穴(图3-7)单点温和灸,自觉热感深透至腹腔,或出现表面不(微)热深部热现象,灸至热敏灸感消失。

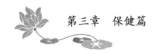

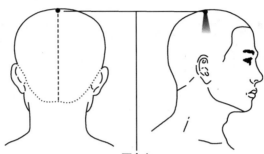

百会穴
定位：在头部，当前发际正中直上
　　　5寸，或两耳尖连线中点处
功效：安神定志，清利头目

图 3-5

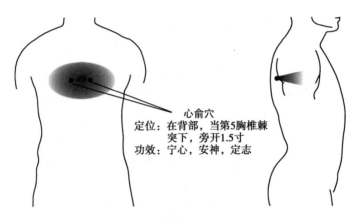

心俞穴
定位：在背部，当第5胸椎棘
　　　突下，旁开1.5寸
功效：宁心，安神，定志

图 3-6

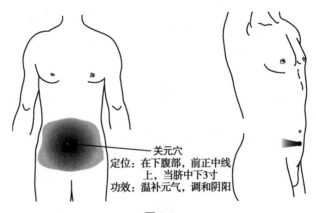

关元穴
定位：在下腹部，前正中线
　　　上，当脐中下3寸
功效：温补元气，调和阴阳

图 3-7

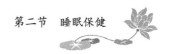

4. 涌泉（图 3-8）双点温和灸,多出现透热或扩热等现象,灸至热敏灸感消失。

每次选取上述 1 组穴位,每 2 天 1 次,共 10 次,以后每月保健灸 4 次。

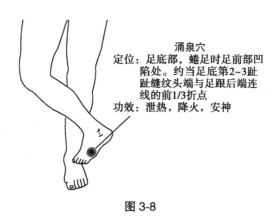

涌泉穴
定位：足底部，蜷足时足前部凹陷处。约当足底第2~3趾趾缝纹头端与足跟后端连线的前1/3折点
功效：泄热，降火，安神

图 3-8

四、实效举例

余某,女,59 岁,近半年来入睡困难,易醒多梦,出现记忆力减退,精神不振。探查关元穴发现穴位热敏,即对关元穴施单点温和灸,2 分钟后感热流向下腹深部灌注,5 分钟后自觉整个腹腔感到滚烫温热,该灸感持续约 20 分钟后消失,并感皮肤灼热,遂停灸。次日感精神好,睡眠佳。在双心俞穴探及穴位热敏,即行双点温和灸,觉热感深透至胸腔,3 分钟后自觉整个胸腔感到温热舒适,10 分钟后热流呈片状向双上肢内侧传导,以左侧腋下及左上臂内侧明显,该灸感持续约 30 分钟渐回缩至双心俞穴,2 分钟后感皮肤灼痛,乃停灸。按上述方法进行热敏灸保健 10 次后,能自然入睡,白天精神佳。嘱自灸关元穴,每晚 1 次,每月热敏灸保健 4 次,连续 2 个月,以巩固效果。

五、专家提示

1. 热敏灸通过激发经气,调节脑细胞的兴奋与抑制过程,调

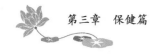

整生物节律,对睡眠具有良好的调节作用。

2. 保持心态平和,劳逸适度;睡前可以适当散步,用温水泡脚;也可适量进补一些滋养心阴的食物,如冰糖莲子羹、小米红枣粥、藕粉或服桂圆肉等。

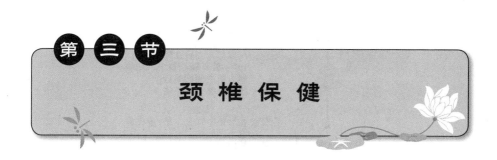

第 三 节

颈 椎 保 健

一、保健对象

1. 长期伏案工作或面对电脑工作时间较长，颈椎易劳损的人群。

2. 经常有颈部不适感的人群。

二、自我判断

颈、项、肩酸紧痛，活动受限，肩背部沉重，局部肌肉僵硬，上肢乏力。

三、保健方法

按照热敏灸技术要点中"十六字技术要诀"对施灸部位与施灸剂量进行定位定量规范操作。

（一）热敏穴位探查

对穴位热敏高发部位风府、大椎、至阳、颈夹脊压痛点、肩井穴痛点等穴区进行穴位热敏探查，标记热敏穴位。

（二）保健操作

1. 风府、大椎、至阳穴（图3-9）循经往返灸和接力灸，振奋督脉阳气，可觉热感沿头项背腰部督脉传导，灸至热敏灸感消失。

2. 颈夹脊压痛点（图3-10）单点温和灸，自觉热感透向深部并向四周扩散或自觉项背部有紧、压、酸、胀、痛感，灸至热敏灸感消失。

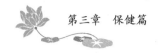

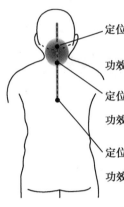

风府穴

定位：在项部，当后发际正中直上1寸，枕外隆凸直下，两侧斜方肌之间凹陷处

功效：疏风，解表，止痛

大椎穴

定位：在后正中线上，第7颈椎棘突下凹陷中

功效：祛风解表

至阳穴

定位：在背部，当后正中线上，第7胸椎棘突下凹陷中

功效：温督强脊

图 3-9

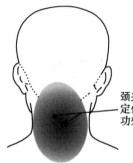

颈夹脊痛点热敏化穴

定位：压痛部位

功效：通络，止痛

图 3-10

3. 肩井穴压痛点（图 3-11）单点温和灸，自觉热感透向深部或自觉肩部有紧、压、酸、胀、痛感，或向上肢传导，灸至热敏灸感消失。

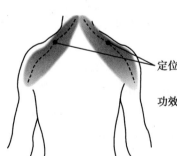

肩井穴

定位：肩上，前直乳中，当大椎与肩峰端连线的中点处

功效：通络，止痛

图 3-11

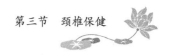

每次选取上述 2 组穴位，每 2 天 1 次，共 10 次，以后每月保健灸 4 次。

四、实效举例

胡某，女，45 岁，因长期伏案工作，最初感后颈项部酸胀、发紧，休息后可缓解，逐渐颈项部酸胀加重，工作 10 分钟就感脖子发僵、发硬、疼痛、肩背部沉重感，自觉肌肉变硬，右上肢无力，伴头晕。前来热敏灸保健。在大椎、至阳、右肩井穴探查到穴位热敏，即在大椎、至阳穴区行循经往返灸，数分钟后感热流徐徐入里，10 分钟后热流沿督脉向上扩散至整个后颈项部，感整个颈项滚热，自觉舒适异常，轻松感，灸感持续约 30 分钟后，热流渐回缩至大椎穴并感灸处皮肤灼热，乃停灸大椎穴。此时至阳穴仍有透热现象，续灸该穴约 10 分钟后热流渐回缩，并感灸处皮肤灼热后停灸。继在右肩井穴上施热敏灸，数分钟后感热流呈片状传于右颈外侧，感右颈项部温热，灸感持续约 30 分钟后热流沿传导路线回缩至右肩井穴，并感右肩井穴皮肤灼热后停灸，完成一次热敏灸保健。次日即感症状明显减轻，继续热敏灸保健 15 次后，症状消失。嘱其注意劳逸结合，坚持做颈项保健操，3 个月后未见复发。

五、专家提示

1. 颈椎保健的热敏穴位主要分布在颈、肩、背三个部位。在相应高发部位探查热敏穴位，并在此部位上进行热敏灸，激发经气的感传，疏通颈部经脉，调气和血，从而消除局部肌肉疲劳，预防和缓解颈椎的劳损，达到颈椎保健的目的。

2. 生活习惯的改变是颈椎保健的基础，避免长时间伏案工作，加强体育锻炼，增强体质，配合颈椎保健操。睡眠时低枕平卧，避风寒。

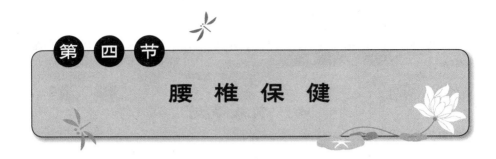

第四节

腰 椎 保 健

一、保健对象

从事电脑工作、开长途车的人员、运动员以及经常出现有腰酸、腰痛等腰部不适症状的中老年人群。

二、自我判断

1. 腰或腰骶部酸楚、疼痛,反复发作,疼痛可随气候变化或劳累而变化,时轻时重,缠绵不愈。

2. 腰部可有压痛。

三、保健方法

按照热敏灸技术要点中"十六字技术要诀"对施灸部位与施灸剂量进行定位定量规范操作。

(一)热敏穴位探查

对穴位热敏高发部位腰俞、命门、至阳、腰部压痛点、大肠俞等穴区进行穴位热敏探查,标记热敏穴位。

(二)保健操作

1. 腰俞、命门、至阳穴(图3-12)循经往返灸和接力灸,振奋督脉阳气,可觉热感沿背腰部督脉传导,灸至热敏灸感消失。

2. 腰部压痛点(图3-13)单点温和灸,自觉热感透向深部甚至腹腔或向四周扩散或自觉局部有紧、压、酸、胀、痛感或向下肢传导,灸至热敏灸感消失。

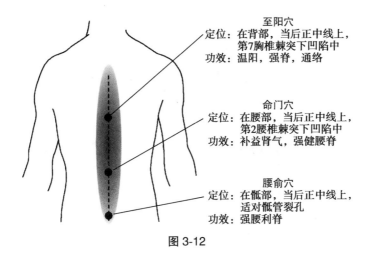

至阳穴

定位：在背部，当后正中线上，
第7胸椎棘突下凹陷中

功效：温阳，强脊，通络

命门穴

定位：在腰部，当后正中线上，
第2腰椎棘突下凹陷中

功效：补益肾气，强健腰脊

腰俞穴

定位：在骶部，当后正中线上，
适对骶管裂孔

功效：强腰利脊

图 3-12

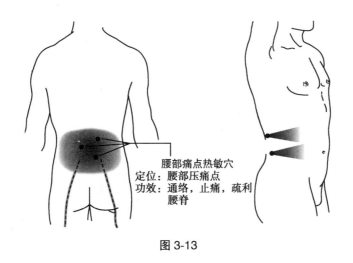

腰部痛点热敏穴

定位：腰部压痛点

功效：通络，止痛，疏利
腰脊

图 3-13

3. 大肠俞穴（图 3-14）双点温和灸，自觉热感透向深部甚至腹腔或向四周扩散或自觉局部有紧、压、酸、胀、痛感或向下肢传导，灸至热敏灸感消失。

4. 关元俞穴（图 3-15）双点温和灸，自觉热感透向深部甚至腹腔或沿两侧扩散至腰部，灸至热敏灸感消失。

每次选取上述 1~2 组穴位，每 2 天 1 次，共 10 次，以后每月保健灸 4 次。

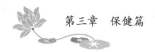

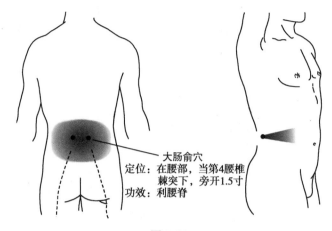

大肠俞穴

定位：在腰部，当第4腰椎
棘突下，旁开1.5寸

功效：利腰脊

图 3-14

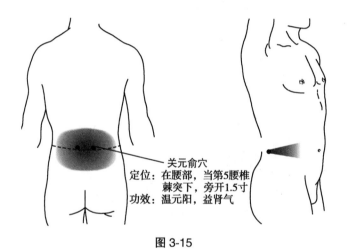

关元俞穴

定位：在腰部，当第5腰椎
棘突下，旁开1.5寸

功效：温元阳，益肾气

图 3-15

四、实效举例

　　高某,女,42岁,半年前总觉腰背酸胀不适。近1个月来感觉弯腰困难,且左下肢牵拉性酸胀,影响睡眠。在双大肠俞穴探及穴位热敏。即于双大肠俞穴施双点温和灸,于数分钟后感腰背部片状温热,以左侧为甚,5分钟后,感热流向内扩散至整个腰背部,全身温热舒适,自觉昏昏欲睡,20分钟后感热流向下传至左大腿,约10分钟后自述左膝关节上至施灸点均有温热感,异常舒适。上述灸感持续长达1小时后热流渐回缩至腰背部大肠俞穴处,并感皮肤灼热、无透热现象后停灸。完成一次热敏灸保健。灸后腰部疼痛及左下肢牵拉酸胀感明显减轻。嘱卧硬板床休息，继续按上述方案热敏灸保健 15 次后，腰部已无任何不适，下肢活动自如。嘱其平时工作时经常变换体位，经常参加身体锻炼，半年后随访未复发。

五、专家提示

1. 热敏灸可以激发经气感传，开通经络，调气活血，舒筋通脉，消炎解痉止痛，缓解腰肌紧张度，消除局部肌肉疲劳，预防和缓解腰椎的劳损。

2. 必须纠正不良生活习惯，如久坐、久立、久行，避风寒。发作时最好睡硬板床，可配合腰椎保健操，有利于腰背肌力的恢复。

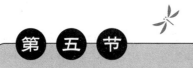

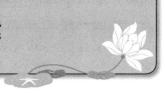

第 五 节

膝关节保健

一、保健对象

1. 经常有膝关节酸痛不适、屈伸不利感或肥胖的中老年人群。

2. 虽无明显症状,但双膝关节 X 线片示双膝关节退行性改变。

二、自我判断

1. 多发生在 50 岁以后,女性多于男性。

2. 经常有膝关节酸痛不适,常在关节负重时,如上下楼或下蹲起立时表现明显。

3. 初期,休息后关节酸痛不适可缓解,但随时间推移,即使休息时表现也较明显,晨起或久坐起立时甚至出现膝部僵硬。

三、保健方法

按照热敏灸技术要点中"十六字技术要诀"对施灸部位与施灸剂量进行定位定量规范操作。

(一)热敏穴位探查

对穴位热敏高发部位如膝关节局部压痛点、内膝眼、外膝眼、梁丘、阴陵泉、血海、阳陵泉等穴区进行穴位热敏探查,标记热敏穴位。

(二)保健操作

1. 局部压痛点(图 3-16)单点温和灸,自觉热感透至膝关节内或扩散至整个膝关节或局部有酸、胀、痛感,灸至热敏灸感消失。

2. 梁丘、血海穴(图 3-17)双点温和灸,自觉热感透至膝关节内并扩散至整个膝关节,灸至热敏灸感消失。

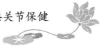

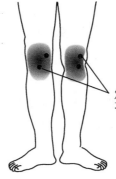

膝部痛点热敏化穴
定位：局部出现热敏的压痛点
功效：通络止痛，利关节

图 3-16

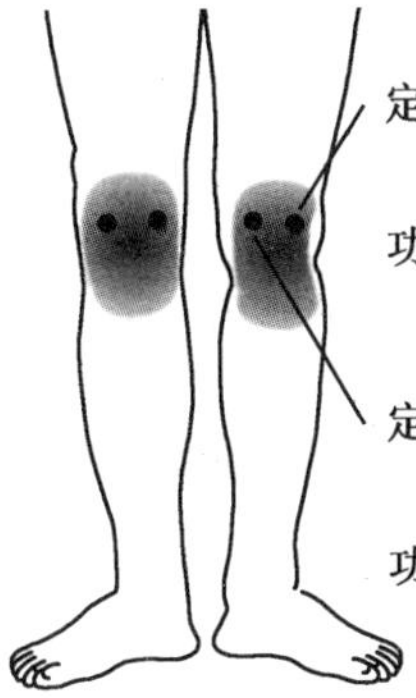

梁丘穴
定位：大腿前面，屈膝，髂前
上棘与髌底外侧端的连
线上，髌底上2寸处
功效：祛风湿，利关节，通络止痛

血海穴
定位：大腿内侧，髌底内侧端
上2寸，当股四头肌内侧
头隆起处
功效：活血祛瘀，通络止痛

图 3-17

3. 内、外膝眼穴（图 3-18）双点温和灸，自觉热感透至膝关节内并扩散至整个膝关节，灸至热敏灸感消失。

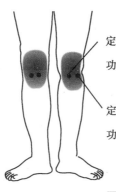

内膝眼穴
定位：膝部，屈膝时，髌骨与
髌韧带内侧凹陷处
功效：通络止痛，疏利关节

外膝眼穴(犊鼻穴)
定位：膝部，屈膝时，髌骨与
髌韧带外侧凹陷处
功效：通络止痛，疏利关节

图 3-18

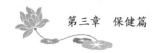

4. 阴陵泉、阳陵泉穴（图 3-19）双点温和灸，自觉热感透至膝关节内并扩散至整个膝关节，灸至热敏灸感消失。

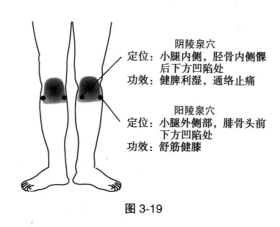

阴陵泉穴
定位：小腿内侧，胫骨内侧髁
　　　后下方凹陷处
功效：健脾利湿，通络止痛

阳陵泉穴
定位：小腿外侧部，腓骨头前
　　　下方凹陷处
功效：舒筋健膝

图 3-19

每次选取上述 2 组穴位，每 2 天 1 次，共 10 次，以后每月保健灸 4 次。

四、实效举例

章某，男，61 岁，自觉左膝关节酸痛不适一年多，早晨起床时疼痛较重，轻度活动后酸痛消失。近日左膝关节酸痛明显加重，下蹲困难，经热敷后酸痛可减轻，休息按摩后可缓解，但反复发作影响生活，故来行热敏灸保健。在左内膝眼穴探及穴位热敏。即对左内膝眼穴施单点温和灸，于数秒钟后感热流向皮肤深部灌注，约 5 分钟后，感热流下传至左阴陵泉穴附近，立刻在左阴陵泉穴施接力灸，感热流深入皮肤深部，自觉整个膝关节处温热，20 分钟后，感左阴陵泉穴处皮肤灼痛，无透热现象，遂停灸左阴陵泉穴，30 分钟后，热流回缩至左膝眼穴处，继灸 10 分钟后自感皮肤灼热疼痛，无透热现象，停止热敏灸，完成一次保健。灸后感左膝关节酸痛明显减轻。按上述热敏灸保健方案保健 7 次，平地行走时不感酸痛，但上下楼梯时仍有左膝关节不适感，下蹲稍感困难。继续按原方案热敏灸保健 10 次后，左膝关节行走时无明显不适。半年未复发。

五、专家提示

1. 正气虚弱、风寒湿邪侵袭关节经络而致关节酸痛、肿胀、屈曲不利,活动不便。热敏灸激发经气感传,行气活血,经气所过,主治所及,改善膝关节周围软组织劳损。

2. 注意膝关节的防寒保暖,可适当参加各种运动锻炼,如散步、太极拳、游泳等。避免久行、久立。肥胖者应减肥,最大限度减轻膝关节负担。

第六节

前列腺保健

一、保健对象

长时间开车、经常酗酒、性生活过度,出现有小便不畅,偶有滴白,下腹部或会阴部胀痛不适的中老年人群。

二、自我判断

1. 少腹、会阴、睾丸部时有坠胀不适感。

2. 可出现尿频、腰骶部或会阴部疼痛。

3. 可伴有性功能减低、精神状态不佳,严重者常出现头晕、头痛、失眠、多梦、精神抑郁等表现。

三、保健方法

按照热敏灸技术要点中"十六字技术要诀"对施灸部位与施灸剂量进行定位定量规范操作。

(一)热敏穴位探查

对穴位热敏高发部位中极、关元、阴陵泉、命门等穴区进行穴位热敏探查,标记热敏穴位。

(二)保健操作

1. 中极穴或关元穴(图 3-20)单点温和灸,自觉热感透向深部甚至腹腔或向四周扩散或表面不(微)热深部热等现象,灸至热敏灸感消失。

2. 阴陵泉(图 3-21)双点温和灸,自觉热感沿大腿向上传导,部分的感传可直接到达下腹部,如感传仍不能上至下腹部者,再取

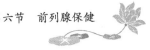

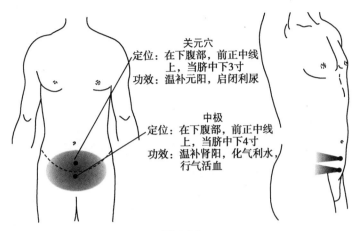

关元穴

定位：在下腹部，前正中线上，当脐中下3寸

功效：温补元阳，启闭利尿

中极

定位：在下腹部，前正中线上，当脐中下4寸

功效：温补肾阳，化气利水，行气活血

图 3-20

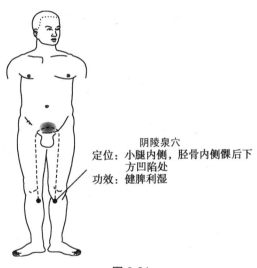

阴陵泉穴

定位：小腿内侧，胫骨内侧髁后下方凹陷处

功效：健脾利湿

图 3-21

一支点燃的艾条放置感传所达部位的近心端点，进行接力灸，依次接力使感传到达下腹部，最后将两支艾条分别固定于阴陵泉和下腹部进行温和灸，灸至热敏灸感消失。

3. 命门穴（图 3-22）单点温和灸，自觉热感透向深部甚至腹腔或向四周扩散或表面不（微）热深部热等现象，灸至热敏灸感消失。

每次选取上述 2 组穴位，每 2 天 1 次，共 15 次，以后每月保健灸 4 次。

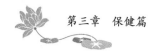

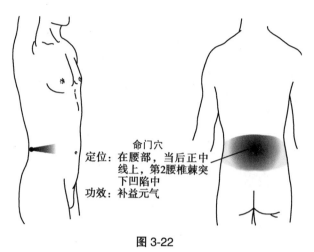

命门穴
定位：在腰部，当后正中
线上，第2腰椎棘突
下凹陷中
功效：补益元气

图 3-22

四、实效举例

周某，男，35 岁，会阴部有不适感 1 年余，近 1 个月来尿频、腰部酸胀，性欲减退，阳物不举。在关元穴、命门穴探及穴位热敏。即于关元穴施单点温和灸，数分钟后感热流徐徐入里，并向小腹深部扩散，10 分钟后感小腹部温热，并出现明显酸胀感，灸感持续约 45 分钟后热流渐回缩至关元穴，并感皮肤灼热，乃停灸关元穴；继续命门穴行热敏灸，即感扩热，自觉腰背部温热舒适，15 分钟后热感透向腹腔深部，该灸感持续约 40 分钟回缩至命门穴，感传消失，并感皮肤灼热，遂停灸，完成一次热敏灸保健。次日，感精神好转，食欲增加，晨起阳物能举数分钟。继续按该法保健 15 次，精力旺盛，会阴部不适等症状消失。半年后已无不适。

五、专家提示

1. 热敏灸能激发经气，气至病所，改善前列腺血液循环，是其他保健手段所不及的。

2. 调节情志，性生活适度。保证充足睡眠，避免过度劳累、酗酒和进食辛辣食物，保持大便通畅。

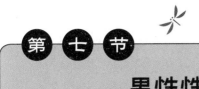

第七节 男性性功能保健

一、保健对象

因工作、生活压力过大，劳累过度、烟酒过量等诱因引起性生活质量下降的中年男性人群。

二、自我判断

1. 性欲障碍：包括性欲低落，对性生活无要求，无性欲冲动等。
2. 阴茎勃起障碍：包括阴茎勃起不坚或勃而不久等。
3. 射精障碍：包括早泄、遗精等。

三、保健方法

按照热敏灸技术要点中"十六字技术要诀"对施灸部位与施灸剂量进行定位定量规范操作。

（一）热敏穴位探查

对穴位热敏高发部位关元、气冲、肾俞、腰阳关、血海等穴区进行穴位热敏探查，标记热敏穴位。

（二）保健操作

1. 关元、气冲穴（图 3-23）三角温和灸，自觉热感深透至腹腔，灸至热敏灸感消失。

2. 肾俞穴（图 3-24）双点温和灸，自觉热感深透至腹腔或扩散至腰骶部或向下肢传导，灸至热敏灸感消失。

3. 腰阳关穴（图 3-24）单点温和灸，自觉热感深透至腹腔或扩散至腰骶部或向下肢传导，灸至热敏灸感消失。

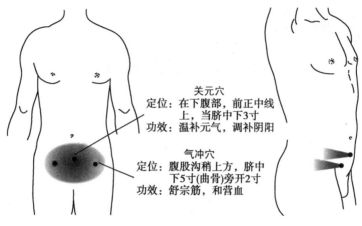

关元穴
定位：在下腹部，前正中线
　　　上，当脐中下3寸
功效：温补元气，调补阴阳

气冲穴
定位：腹股沟稍上方，脐中
　　　下5寸(曲骨)旁开2寸
功效：舒宗筋，和营血

图 3-23

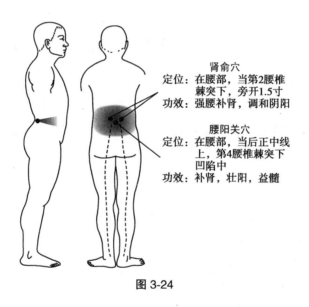

肾俞穴
定位：在腰部，当第2腰椎
　　　棘突下，旁开1.5寸
功效：强腰补肾，调和阴阳

腰阳关穴
定位：在腰部，当后正中线
　　　上，第4腰椎棘突下
　　　凹陷中
功效：补肾，壮阳，益髓

图 3-24

4. 血海穴（图 3-25）双点温和灸，自觉热感沿大腿向上传导，部分的感传可直接到达下腹部，如感传仍不能上至下腹部者，再取一支点燃的艾条放置感传所达部位的近心端点，进行接力灸，使感传到达下腹部，最后将两支艾条分别固定于血海和下腹部进行温和灸，灸至热敏灸感消失。

每次选取2组穴位，每2天1次，共15次，以后每月保健灸4次。

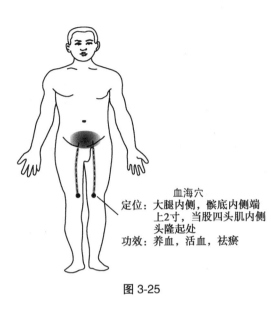

血海穴
定位：大腿内侧，髌底内侧端
上2寸，当股四头肌内侧
头隆起处
功效：养血，活血，祛瘀

图 3-25

四、实效举例

　　王某，男，42 岁，已婚，8 个月前因工作劳累出现阳物举而不坚，失眠、心悸，精神疲乏，食欲不振。在关元穴、左肾俞穴探及穴位热敏。即于左肾俞穴、关元穴施双点温和灸，数分钟后左肾俞穴出现透热、扩热现象，感热流徐徐入里，5 分钟后热流呈片状扩散至左腰背部，感温热舒适，并向左腰外侧扩散，扩散至左腹部，10 分钟后感整个左腹部温热舒适。同时关元穴出现透热现象，热流渗透入里，并感两股热流于腹部深处汇合成片，感整个小腹滚热，自觉小腹热感明显高于左腰背部，灸感持续约 50 分钟后热流回缩至关元穴，并感皮肤灼热，遂停灸关元穴。左肾俞穴仍有透热现象，继灸左肾俞穴 5 分钟，感传消失，完成一次热敏灸保健。按上述方法保健 3 次后精神、食欲明显好转，继续按该法行保健热敏灸 10 次，性生活已恢复正常，半年后无复发。

五、专家提示

　　1. 调节情志，养成良好的生活习惯，适量参加户外运动，保持

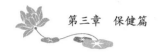

积极的生活态度。

2. 应多食优质蛋白质,适当摄入脂肪,补充维生素和微量元素。

3. 保证有足够的睡眠与休息,养成睡前温水洗脚的习惯,平时少穿紧身三角裤,性生活适度。

4. 可经常进行性功能保健操如双掌推腹,搓摩腹股沟部等。

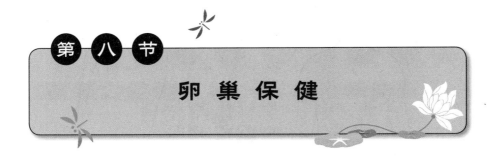

第 八 节

卵 巢 保 健

一、保健对象

适宜于生活节奏紧张，工作压力大，健康状态不佳、更年期或有卵巢早衰征象的女性。

二、自我判断

1. 月经提前或错后或经期前后不定，经前腹痛，月经量过多或过少。

2. 性功能减退。

3. 面部黄褐斑、皮肤老化早衰、更年期提前等。

三、保健方法

按照热敏灸技术要点中"十六字技术要诀"对施灸部位与施灸剂量进行定位定量规范操作。

（一）热敏穴位探查

对穴位热敏高发部位关元、归来、肾俞、三阴交等穴区进行穴位热敏探查，标记热敏穴位。

（二）保健操作

1. 关元穴（图 3-26）单点温和灸，自觉热感深透至腹腔，或出现表面不（微）热深部热现象，灸至热敏灸感消失。

2. 归来穴（图 3-26）双点温和灸，自觉热感深透至腹腔，或出现表面不（微）热深部热现象，灸至热敏灸感消失。

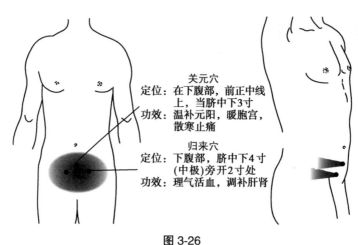

关元穴
定位：在下腹部，前正中线
　　　上，当脐中下3寸
功效：温补元阳，暖胞宫，
　　　散寒止痛

归来穴
定位：下腹部，脐中下4寸
　　　(中极)旁开2寸处
功效：理气活血，调补肝肾

图 3-26

3. 肾俞穴（图 3-27）双点温和灸，自觉热感深透至腹腔，或出现表面不（微）热深部热现象，灸至热敏灸感消失。

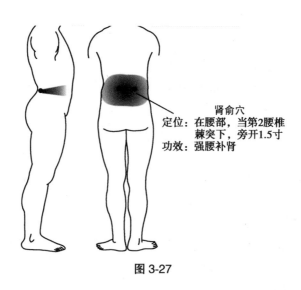

肾俞穴
定位：在腰部，当第2腰椎
　　　棘突下，旁开1.5寸
功效：强腰补肾

图 3-27

4. 三阴交穴（图 3-28）双点温和灸，可出现深部热或热流向上传导至腹部，部分的感传可直接到达腹部，如感传仍不能上至腹部者，再取一支点燃的艾条放置感传所达部位的近心端点，进行接力灸，依次接力使感传到达腹部，最后将两支艾条分别固定于三阴交和腹部进行温和灸，灸至热敏灸感消失。

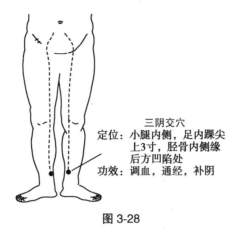

三阴交穴

定位：小腿内侧，足内踝尖
上3寸，胫骨内侧缘
后方凹陷处

功效：调血，通经，补阴

图 3-28

每次选取上述 1~2 组穴位，每 2 天 1 次，共 15 次，以后每月保健灸 4 次，月经期间暂停保健灸。

四、实效举例

付某，女，35 岁，已婚，月经无定期，性欲减退 2 年余，伴入睡困难，多梦，甚是苦恼。在左归来、右三阴交两穴查及穴位热敏，于左归来穴施单点温和灸，感热流徐徐入里，15 分钟后热流传向下腹部深部，热流团团涌动，下腹轻松感，灸感持续约 30 分钟后渐回缩至左归来穴并感此处皮肤灼热遂停灸。改灸右三阴交穴，有温热感沿大腿内侧向上传导，经施接力灸，热流一直上传于右下腹，感右下腹酸胀舒适，灸感持续约 30 分钟后渐回缩至右三阴交穴，并感皮肤灼热，乃停灸，完成一次热敏灸保健。按上述方法热敏灸保健 15 次，睡眠改善，性欲增加，继续每月热敏灸保健 4 次，共 5 个月经周期后，月经基本正常，性生活和谐。

五、专家提示

1. 热敏灸能调节内分泌及卵巢功能已有临床报道。同时保持健康和谐的性生活，可使精神愉快，缓解心理压力，增强对生活的信心，对卵巢功能和内分泌均有助益。

2. 不可服用促排卵药以防卵巢早衰。

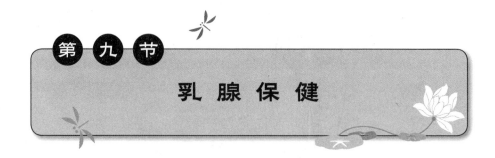

乳 腺 保 健

一、保健对象

适宜于生活节奏紧张、工作压力大的经前乳房胀痛或乳房发育不佳或有乳腺增生的女性。

二、自我判断

1. 经前乳房胀痛，经后减轻，或可扪及包块。
2. 乳房下垂；乳头内陷；乳房发育不佳等。

三、保健方法

按照热敏灸技术要点中"十六字技术要诀"对施灸部位与施灸剂量进行定位定量规范操作。

（一）热敏穴位探查

对穴位热敏高发部位膻中、天池、中脘、膈俞、肝俞、肩贞等穴区进行穴位热敏探查，标记热敏穴位。

（二）保健操作

1. 膻中、天池（患侧）穴（图 3-29）双点温和灸，自觉热感透入深部，或热感扩至整个乳房，或出现表面不（微）热深部热现象，灸至热敏灸感消失。

2. 中脘穴（图 3-30）单点温和灸，自觉热感透入上腹深部，或出现表面不（微）热深部热现象，灸至热敏灸感消失。

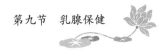

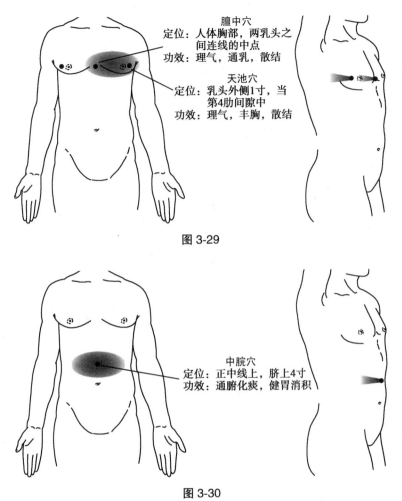

膻中穴
定位：人体胸部，两乳头之
间连线的中点
功效：理气，通乳，散结

天池穴
定位：乳头外侧1寸，当
第4肋间隙中
功效：理气，丰胸，散结

图 3-29

中脘穴
定位：正中线上，脐上4寸
功效：通腑化痰，健胃消积

图 3-30

3. 膈俞穴（图 3-31）双点温和灸，自觉热感深透或沿两侧扩散至胸部，灸至热敏灸感消失。

4. 肝俞穴（图 3-31）双点温和灸，自觉热感深透至腹腔或扩散至背腰部，灸至热敏灸感消失。

5. 肩贞穴（图 3-32）双点温和灸，可出现深部热或酸胀或热流向上肢传导等现象，灸至热敏灸感消失。

每次选取上述 2 组穴位，每 2 天 1 次，共 15 次，以后每月保健灸 4 次。

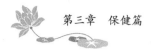

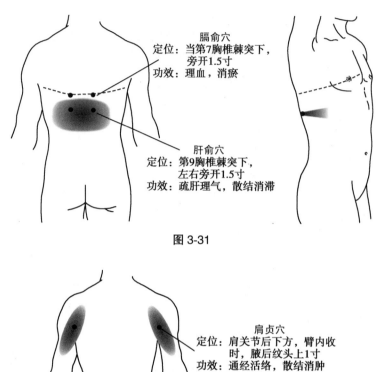

膈俞穴
定位：当第7胸椎棘突下，
　　　旁开1.5寸
功效：理血，消瘀

肝俞穴
定位：第9胸椎棘突下，
　　　左右旁开1.5寸
功效：疏肝理气，散结消滞

图 3-31

肩贞穴
定位：肩关节后下方，臂内收
　　　时，腋后纹头上1寸
功效：通经活络，散结消肿

图 3-32

四、实效举例

　　张某，女，35 岁，半年前开始出现月经来潮前乳房轻微胀痛，经后胀痛消失，未予重视，后因胀痛加重，要求热敏灸保健。经查中脘、肝俞穴存在穴位热敏，于中脘穴行单点温和灸，自觉热感透入上腹深部，灸感持续约 20 分钟后，向上传至胸部，感胸部温热舒适，乳房胀痛有所减轻，灸感持续约 30 分钟后退缩至上腹部，10 分钟后回缩至中脘穴，并感皮肤灼热，乃停灸。继续行肝俞穴双点温和灸，自觉热感扩散至背腰部，15 分钟后深透至腹腔，感腹腔深部温热舒适，25 分钟后回缩至双肝俞穴，并感皮肤灼热，乃停灸，完成一次热敏灸保健。即感乳房胀痛有所减轻。按上述方法每月月经前热敏灸保健 4 次，连续 3 个月经周期，共 12 次，症状消失，

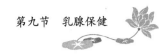

半年未见复发。

五、专家提示

1. 热敏灸能疏肝理气，化痰通络，因此对乳房保健有较好作用。

2. 定期找专科医生做乳房的体格检查，发现问题，及时就诊。

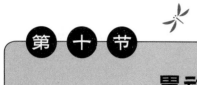

胃动力保健

一、保健对象

素体瘦弱、饮食不节、工作压力大及疲于应酬的人群。

二、自我判断

1. 纳谷不香，食欲不振，食量减少，稍多食即上腹饱胀。
2. 常有嗳气、反酸、刷牙时恶心等表现。

三、保健方法

按照热敏灸技术要点中"十六字技术要诀"对施灸部位与施灸剂量进行定位定量规范操作。

（一）热敏穴位探查

对穴位热敏高发部位天枢、中脘、关元、胃俞、足三里等穴区进行穴位热敏探查，标记热敏穴位。

（二）保健操作

1. 天枢穴（图 3-33）双点温和灸，自觉热感深透至腹腔或沿两侧扩散至腰部，灸至热敏灸感消失。

2. 中脘、关元穴（图 3-34）双点温和灸，可觉热感透至腹腔内，灸至热敏灸感消失。

3. 胃俞穴（图 3-35）双点温和灸，自觉热感深透至腹腔或扩散至背腰部，灸至热敏灸感消失。

4. 足三里穴（图 3-36）双点温和灸，自觉热感深透，或向上或向下沿足阳明胃经传导，灸至热敏灸感消失。

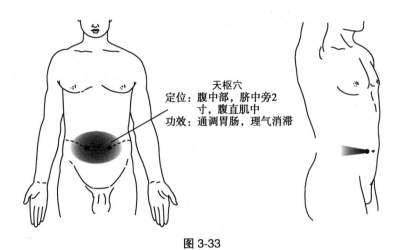

天枢穴
定位：腹中部，脐中旁2
　　寸，腹直肌中
功效：通调胃肠，理气消滞

图 3-33

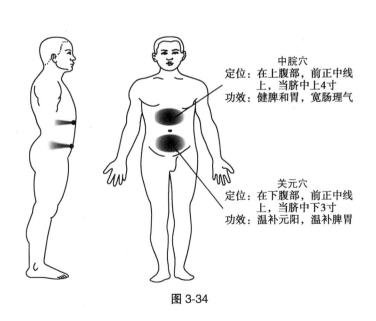

中脘穴
定位：在上腹部，前正中线
　　上，当脐中上4寸
功效：健脾和胃，宽肠理气

关元穴
定位：在下腹部，前正中线
　　上，当脐中下3寸
功效：温补元阳，温补脾胃

图 3-34

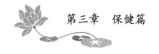

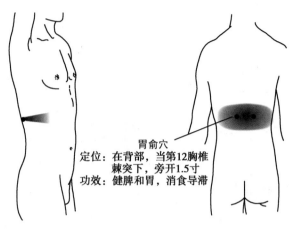

胃俞穴
定位：在背部，当第12胸椎
棘突下，旁开1.5寸
功效：健脾和胃，消食导滞

图 3-35

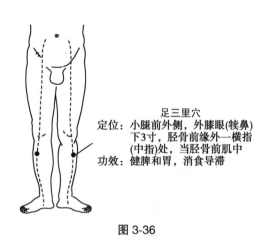

足三里穴
定位：小腿前外侧，外膝眼(犊鼻)
下3寸，胫骨前缘外一横指
(中指)处，当胫骨前肌中
功效：健脾和胃，消食导滞

图 3-36

每次选取上述 1~2 组穴位，每 2 天 1 次，共 10 次，以后每月保健灸 4 次。

四、实效举例

高某，女，38 岁，自感进餐后上腹部胀满不适 2 年余，时好时坏，且感恶心、反酸，因工作原因，不能按时进餐，故反复发作。行热敏灸保健时，在双胃俞穴探及穴位热敏，即于双胃俞穴施双点温和灸，几分钟后自感热流向内传入，并慢慢扩散汇合在一起，15 分钟后热流由腰背部渐渐深透至上腹部,热流在上腹部团团涌动,整个上腹部温热、舒适,灸感持续约 40 分钟后热流渐回缩至双胃俞穴,两穴位处仍感透热,数分钟后,左、右胃俞穴先后感皮肤灼热后停灸,完成一次热敏灸保健。自觉上腹部胀满不适减轻,按上述方法热敏灸保健 10 次,症状消失,嘱其注意饮食,防寒保暖,平时可自灸中脘、天枢等穴强身保健。半年未见复发。

五、专家提示

1. 热敏灸能温胃散寒、调整胃动力,保健效果明显,无任何毒副作用。

2. 加强体育锻炼,调畅情志。保持良好的饮食习惯,避免进食肥甘厚腻及刺激性食物。

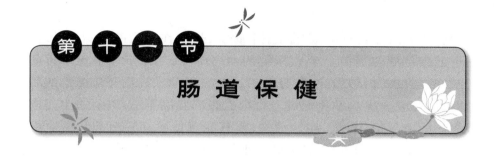

第十一节

肠 道 保 健

一、保健对象

素体瘦弱、饮食不节、工作压力大及疲于应酬的人群。

二、自我判断

1. 经常腹部胀气。

2. 大便经常秘结。

3. 大便不成形,易腹泻,腹泻多与饮食刺激相关,常在进食生冷、油腻食物后发生或加重。

三、保健方法

按照热敏灸技术要点中"十六字技术要诀"对施灸部位与施灸剂量进行定位定量规范操作。

(一)热敏穴位探查

对穴位热敏高发部位天枢、关元、大肠俞、足三里等穴区进行穴位热敏探查,标记热敏穴位。

(二)保健操作

1. 天枢穴(图3-37)双点温和灸,自觉热感深透至腹腔或沿两侧扩散至腰部,灸至热敏灸感消失。

2. 关元穴(图3-38)单点温和灸,可觉热感透至腹腔内,灸至热敏灸感消失。

3. 大肠俞穴(图3-39)双点温和灸,自觉热感深透至腹腔或扩散至腰骶部或向下肢传导,灸至热敏灸感消失。

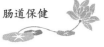

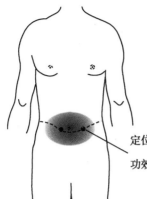
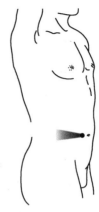

天枢穴
定位：腹中部，脐中旁2寸，
腹直肌中
功效：通调胃肠，理气消滞

图 3-37

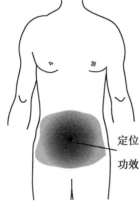
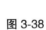

关元穴
定位：在下腹部，前正中线
上，当脐中下3寸
功效：温补元气，调理脾胃

图 3-38

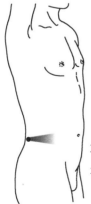
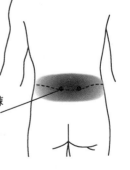

大肠俞穴
定位：在腰部，当第4腰椎棘
突下，旁开1.5寸
功效：理气通腑，调和胃肠

图 3-39

4. 足三里穴（图 3-40）双点温和灸，自觉热感深透，或向上或向下沿足阳明胃经传导，灸至热敏灸感消失。

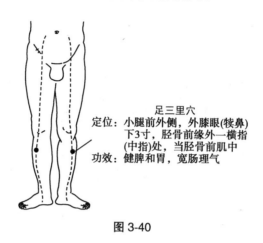

足三里穴
定位：小腿前外侧，外膝眼(犊鼻)
　　　下3寸，胫骨前缘外一横指
　　　(中指)处，当胫骨前肌中
功效：健脾和胃，宽肠理气

图 3-40

每次选取上述 1~2 组穴位，每 2 天 1 次，共 10 次，以后每月保健灸 4 次。

四、实效举例

董某，男，34 岁，腹胀、大便不成形反复发作 1 年。近 1 周来不适加重，左下腹胀闷不适，每天大便 1~2 次，呈稀糊状。在关元穴处探及穴位热敏，即对关元穴施单点温和灸，于数分钟后感热流如"水注"向腹腔深部灌注，并向左下腹涌动，整个左下腹部感到滚烫温热，自觉左下腹热明显高于施灸点，灸感持续约 20 分钟后左下腹热流均回缩至关元穴并感皮肤灼热，遂停灸。次日即觉精神好，睡眠佳，腹胀减轻。按上述方法进行热敏灸保健 20 次，精神佳，睡眠好，无腹胀，大便每日 1 次，黄软成形。嘱调情志，睡前自灸双天枢穴，每穴半小时，每日 1 次，连续 1 个月，以巩固疗效，半年后未复发。

五、专家提示

1. 热敏灸对肠道保健效果显著，且避免了服用药物可能对肠

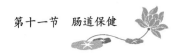

道产生的副作用,可作为肠道保健的首选方法。

2.保持膳食结构的平衡合理,讲究饮食卫生,注意生活规律,保持平和的情绪等均有利于肠道保健。

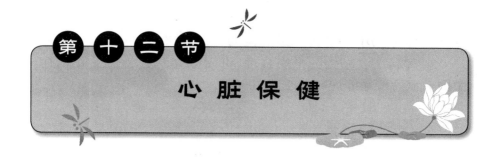

第十二节

心 脏 保 健

一、保健对象

1. 心电图检查示曾有心肌缺血改变的中老年人群。
2. 既往有心绞痛发作史的中老年人群。
3. 有动脉粥样硬化、冠心病、高血压及糖尿病史的中老年人群。

二、自我判断

1. 曾出现一过性胸闷气短、胸前区隐痛，心悸心慌，倦怠乏力。
2. 无明显临床症状，但心电图检查示曾有心肌缺血改变。
3. 血脂、血糖、血压检查高于正常。

三、保健方法

按照热敏灸技术要点中"十六字技术要诀"对施灸部位与施灸剂量进行定位定量规范操作。

（一）热敏穴位探查

对穴位热敏高发部位至阳、心俞、内关等穴区进行穴位热敏探查，标记热敏穴位。

（二）保健操作

1. 至阳穴（图3-41）单点温和灸，自觉热感深透至胸腔或向四周扩散，或出现表面不（微）热深部热现象，灸至热敏灸感消失。

2. 心俞穴（图3-42）双点温和灸，自觉热感深透至胸腔或向四周扩散或向上肢传导，或出现表面不（微）热深部热现象，灸至热敏灸感消失。

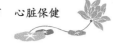

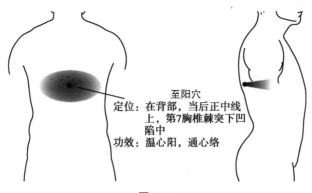

至阳穴
定位：在背部，当后正中线
　　　上，第7胸椎棘突下凹
　　　陷中
功效：温心阳，通心络

图 3-41

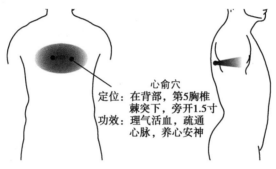

心俞穴
定位：在背部，第5胸椎
　　　棘突下，旁开1.5寸
功效：理气活血，疏通
　　　心脉，养心安神

图 3-42

3. 内关穴（图 3-43）双点温和灸，自觉热感深透，或向上或向下沿手厥阴心包经传导，灸至热敏灸感消失。

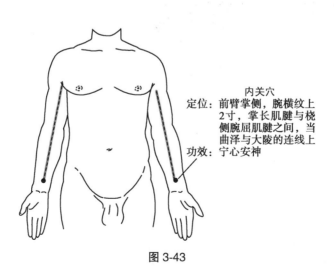

内关穴
定位：前臂掌侧，腕横纹上
　　　2寸，掌长肌腱与桡
　　　侧腕屈肌腱之间，当
　　　曲泽与大陵的连线上
功效：宁心安神

图 3-43

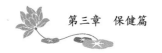

　　每次选取上述 1~2 组穴位，每 2 天 1 次，共 10 次，以后每月保健灸 4 次。

四、实效举例

　　李某，男，62 岁，近半年来常感胸闷心慌，上楼喘气，精神乏力，易醒多梦，心电图检查示有心肌缺血改变。在至阳穴探及穴位热敏，即对至阳穴施单点温和灸，感明显扩热并深透至胸腔，5 分钟后自觉整个胸腔温热舒适，该灸感持续约 30 分钟后消失，并感皮肤灼热，遂停灸，完成一次热敏灸保健。灸后，感觉精神好，胸闷心慌明显好转。按上述方法进行热敏灸保健 20 次，白天精神佳，无胸闷心慌。嘱自灸膻中穴，每晚 1 次，每月保健灸 4 次，以巩固效果。

五、专家提示

　　1. 热敏灸可通经活络，开胸理气，能改善冠脉血流，有较好的心脏保健功能。
　　2. 注意劳逸结合，消除紧张、焦虑、恐惧情绪，适当参加户外体育锻炼。清淡饮食，少量多餐，忌冷饮，避免过饱、刺激性食物，限烟酒，多吃蔬菜、水果。

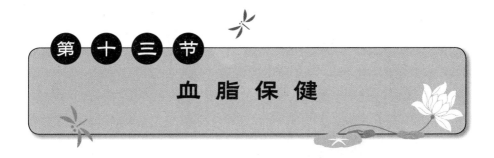

第十三节

血 脂 保 健

一、保健对象

素体肥胖,有家族性高脂血症或喜食常食肥甘厚味或血脂边缘性升高的人群。

二、自我判断

一般成年人空腹血清中总胆固醇超过 5.72mmol/L,甘油三酯超过 1.70mmol/L,可诊断为高脂血症,而总胆固醇在 5.2~5.7mmol/L 者称为边缘性升高。

三、保健方法

按照热敏灸技术要点中"十六字技术要诀"对施灸部位与施灸剂量进行定位定量规范操作。

(一)热敏穴位探查

对穴位热敏高发部位天枢、胃俞、内关、阴陵泉、丰隆等穴区进行穴位热敏探查,标记热敏穴位。

(二)保健操作

1. 天枢穴(图 3-44)双点温和灸,自觉热感深透至腹腔或沿两侧扩散至腰部,灸至热敏灸感消失。

2. 胃俞穴(图 3-45)双点温和灸,自觉热感深透至腹腔或扩散至背腰部,灸至热敏灸感消失。

3. 内关穴(图 3-46)双点温和灸,自觉热感深透,或向上或向下沿手厥阴心包经传导,灸至热敏灸感消失。

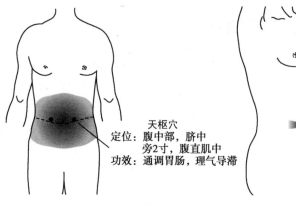

天枢穴
定位：腹中部，脐中
旁2寸，腹直肌中
功效：通调胃肠，理气导滞

图 3-44

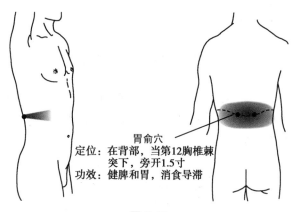

胃俞穴
定位：在背部，当第12胸椎棘
突下，旁开1.5寸
功效：健脾和胃，消食导滞

图 3-45

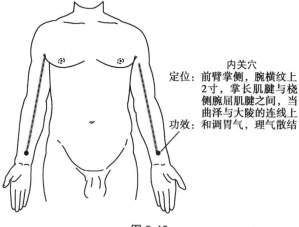

内关穴
定位：前臂掌侧，腕横纹上
2寸，掌长肌腱与桡
侧腕屈肌腱之间，当
曲泽与大陵的连线上
功效：和调胃气，理气散结

图 3-46

4. 阴陵泉穴（图 3-47）双点温和灸，自觉热感深透，或向上或向下沿足太阴脾经传导，灸至热敏灸感消失。

5. 丰隆穴（图 3-48）双点温和灸，自觉热感深透，或向上或向下沿足阳明胃经传导，灸至热敏灸感消失。

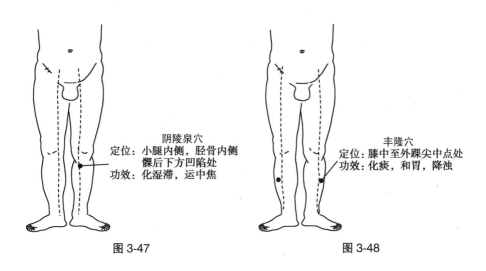

阴陵泉穴
定位：小腿内侧，胫骨内侧
髁后下方凹陷处
功效：化湿滞，运中焦

丰隆穴
定位：膝中至外踝尖中点处
功效：化痰，和胃，降浊

图 3-47　　　　　　　　　　　　　图 3-48

每次选取上述 1 组穴位，每 2 天 1 次，共 10 次，以后每月保健灸 4 次。

四、实效举例

付某，男，40 岁，工作压力大，近一年来体重明显增加（就诊时身高 171cm，体重 92kg），就诊前半个月，单位体检查总胆固醇在 7.1mml/L，甘油三酯 1.80mml/L。在右天枢穴探及穴位热敏，即对右天枢穴施单点温和灸，数分钟后感热流向右腹腔深部灌注，并向右下腹涌动，整个右下腹部感到滚烫温热，自觉右下腹热明显高于施灸点，灸感持续约 35 分钟后右下腹热流均回缩至右天枢穴并感皮肤灼热，遂停灸。按上述方法进行热敏灸保健 20 次，体重 84kg，精神好，睡眠佳。3 个月后随访，总胆固醇 5.1mml/L，甘油三酯 1.61mml/L，体重 78kg，精神好。

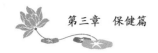

五、专家提示

1. 热敏灸并不能直接产生燃烧脂肪降低血脂水平的作用，而是通过经气作用，增强机体对血脂的调节能力，在中枢和局部的双重作用下，能有效调节人体血脂水平。

2、合理进行饮食调养：饥饱适度，提倡清淡饮食，限制高脂肪、高胆固醇类、糖类食品，不吃甜食和零食，多吃蔬菜和水果，定期进行血脂监测。

第 十 四 节

血 压 保 健

一、保健对象

临界性高血压的人群。

二、自我判断

1. 正常成人血压：静息时收缩压≤135mmHg，静息时舒张压≤85mmHg。

2. 高血压（成人）：收缩压≥140mmHg 和／或舒张压≥90mmHg。

3. 临界性高血压：血压值在上述正常与高血压之间。

4. 临界性高血压状态时偶可表现头痛、头晕、耳鸣、心悸、眼花、注意力不集中、记忆力减退、疲乏无力、易烦躁等症状。

三、保健方法

按照热敏灸技术要点中"十六字技术要诀"对施灸部位与施灸剂量进行定位定量规范操作。

（一）热敏穴位探查

对穴位热敏高发部位气海、人迎、足三里、内关、涌泉等穴区进行穴位热敏探查，标记热敏穴位。

（二）保健操作

1. 气海穴（图3-49）单点温和灸，自觉热感深透至腹腔或沿两侧扩散至腰部，灸至热敏灸感消失。

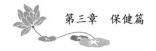

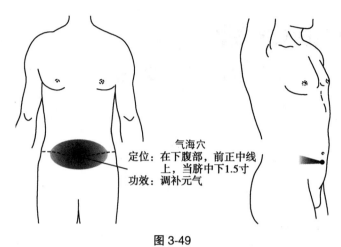

气海穴
定位：在下腹部，前正中线
　　　上，当脐中下1.5寸
功效：调补元气

图 3-49

2. 人迎穴（图 3-50）双点温和灸，可出现深部热、或扩热、或热感向上肢传导等现象，灸至热敏灸感消失。

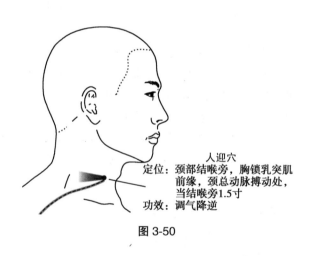

人迎穴
定位：颈部结喉旁，胸锁乳突肌
　　　前缘，颈总动脉搏动处，
　　　当结喉旁1.5寸
功效：调气降逆

图 3-50

3. 足三里穴（图 3-51）双点温和灸，自觉热感深透，或向上或向下沿足阳明胃经传导，灸至热敏灸感消失。

4. 内关穴（图 3-52）双点温和灸，自觉热感深透，或向上或向下沿手厥阴心包经传导，灸至热敏灸感消失。

5. 涌泉穴（图 3-53）双点温和灸，多出现透热或扩热等现象，灸至热敏灸感消失。

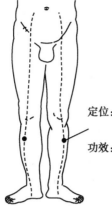

足三里穴

定位：小腿前外侧，外膝眼(犊鼻)下3寸，胫骨前缘外一横指(中指)处，当胫骨前肌中

功效：调理脾胃，化湿降逆

图 3-51

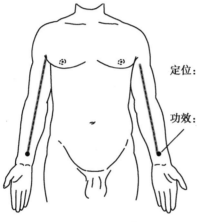

内关穴

定位：前臂掌侧，腕横纹上2寸，掌上肌腱与桡侧腕屈肌腱之间，当曲泽与大陵的连线上

功效：宽胸理气，和胃降逆

图 3-52

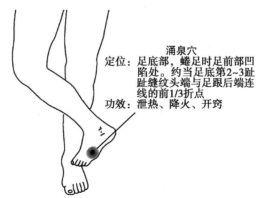

涌泉穴

定位：足底部，蜷足时足前部凹陷处。约当足底第2~3趾趾缝纹头端与足跟后端连线的前1/3折点

功效：泄热、降火、开窍

图 3-53

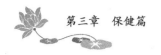

每次选取上述 1 组穴位，每 2 天 1 次，共 10 次，以后每月保健灸 4 次。

四、实效举例

高某，女，58 岁，疲倦乏力、易烦躁，并常感手脚麻木，头晕、耳鸣等。收缩压多在 130~140mmHg 之间，舒张压多在 85~90mmHg 之间，未服药。在气海穴探及穴位热敏，即对气海穴施单点温和灸，立感温热舒适，10 分钟后感热流向腹腔深部渗透，整个腹部感到滚烫温热，15 分钟后热流向腰部流动，自觉腰部温热舒适，全身有温热放松感，灸感持续约 40 分钟后热流渐回缩至气海穴，并感皮肤灼热，遂停灸。次日，即感精神好，睡眠佳，头晕、耳鸣等症状发作次数明显减少，血压 130/85mmHg。按上述方法进行热敏灸保健 20 次，上述不适反应均消失，血压基本维持在 120~130/70~85mmHg 之间。嘱清淡饮食，定期监测血压。半年后血压恢复正常。

五、专家提示

1. 热敏灸降压用之得当，有时比药物降压见效更快，且不致使血压降至过低。因艾灸具有双向调节作用，可使高血压下降，使低血压升高，无药物的毒副作用及耐受现象。

2. 保持充足睡眠，劳逸结合，心情舒畅，清淡饮食，戒烟、限酒，定期进行血压监测。

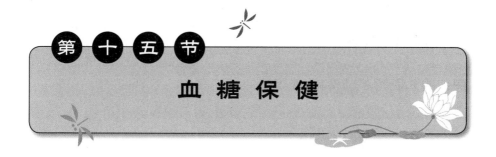

第十五节

血糖保健

一、保健对象

适宜于因工作紧张、进食过量、疲于各种应酬、烟酒摄入量较大及糖耐量减低的人群。

二、自我判断

1. 正常人的血糖浓度空腹波动在 3.9~6.1mmol/L 之间，餐后 2 小时血糖略高，但应该小于 7.8mmol/L。

2. 血糖轻度升高，虽已超过正常范围，但仍未达到糖尿病的诊断标准，如空腹血糖在 6.2~7.0mmol/L 之间，餐后 2 小时血糖在 7.8~11.1mmol/L 之间时，即为一种过渡状态，称之为糖耐量减低，某种意义上讲，是一种糖尿病的危险信号。

3. 当血糖明显升高到某种程度（如空腹血糖超过 7.0mmol/L 或餐后 2 小时血糖超过 11.1mmol/L），即达到糖尿病的诊断标准，称之为糖尿病。

三、保健方法

按照热敏灸技术要点中"十六字技术要诀"对施灸部位与施灸剂量进行定位定量规范操作。

（一）热敏穴位探查

对穴位热敏高发部位神阙、脾俞、胰俞、三阴交等穴区进行穴位热敏探查，标记热敏穴位。

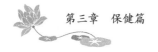

（二）保健操作

1. 神阙穴（图 3-54）单点温和灸，自觉热感深透至腹腔或沿两侧扩散至腰部，灸至热敏灸感消失。

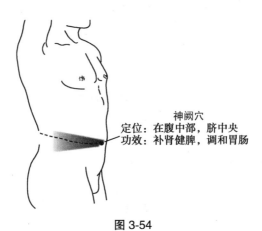

神阙穴
定位：在腹中部，脐中央
功效：补肾健脾，调和胃肠

图 3-54

2. 脾俞穴（图 3-55）双点温和灸，自觉热感深透至腹腔或扩散至背腰部，灸至热敏灸感消失。

3. 胰俞穴（图 3-55）双点温和灸，自觉热感深透至腹腔或扩散至背腰部，灸至热敏灸感消失。

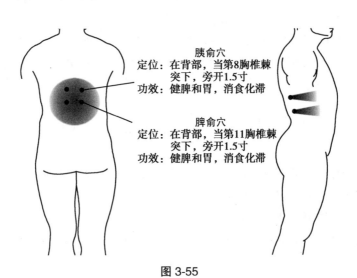

胰俞穴
定位：在背部，当第8胸椎棘突下，旁开1.5寸
功效：健脾和胃，消食化滞

脾俞穴
定位：在背部，当第11胸椎棘突下，旁开1.5寸
功效：健脾和胃，消食化滞

图 3-55

4. 三阴交穴（图 3-56）双点温和灸，自觉热感深透，或向上或向下沿足太阴脾经传导，灸至热敏灸感消失。

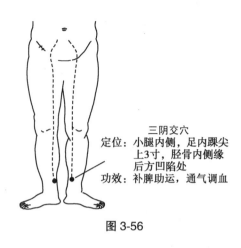

三阴交穴
定位：小腿内侧，足内踝尖
　　　上3寸，胫骨内侧缘
　　　后方凹陷处
功效：补脾助运，通气调血

图 3-56

每次选取上述 2 组穴位，每 2 天 1 次，共 10 次，以后每月保健灸 4 次。

四、实效举例

吴某，男，44 岁，常在外面餐馆进食，近日感口干，精神差，1 个月前工作单位体检查餐前血糖 6.90mmol/L，餐后 2 小时血糖 7.80mmol/L，前来我院行热敏灸保健。在神阙穴探及穴位热敏，即对神阙穴施单点温和灸，自觉热感透至腹腔内，并向上腹部传导，整个上腹部感到滚烫温热，灸感持续约 30 分钟后施灸点皮肤灼热，遂停灸。次日即感精神好，睡眠佳。按上述方法进行艾灸保健 20 次，并嘱清淡饮食，控制食量，1 个月后复查血糖，餐前血糖 5.20mmol/L，餐后 2 小时血糖 6.70mmol/L。嘱自灸双侧三阴交穴，每晚 1 次，以巩固疗效。并嘱清淡饮食，控制食量，适量运动。半年后随访，复查血糖，餐前血糖 4.90mmol/L，餐后 2 小时血糖 6.50mmol/L。

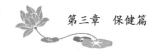

五、专家提示

1. 热敏灸对血糖具有双向调节作用，可使高血糖下降，使低血糖升高，无药物的毒副作用及耐受现象。

2. 合理饮食，戒烟限酒，适度运动，保持心情愉快，定期进行血糖监测。